Ankita Sharma
Vikas Kumar

FUNDAMENTOS DE PRÓTESE E IMPLANTOLOGIA MAXILOFACIAL

Ankita Sharma
Vikas Kumar

FUNDAMENTOS DE PRÓTESE E IMPLANTOLOGIA MAXILOFACIAL

CONCEITOS CLÍNICOS

ScienciaScripts

Imprint
Any brand names and product names mentioned in this book are subject to trademark, brand or patent protection and are trademarks or registered trademarks of their respective holders. The use of brand names, product names, common names, trade names, product descriptions etc. even without a particular marking in this work is in no way to be construed to mean that such names may be regarded as unrestricted in respect of trademark and brand protection legislation and could thus be used by anyone.

Cover image: www.ingimage.com

This book is a translation from the original published under ISBN 978-620-4-73193-3.

Publisher:
Sciencia Scripts
is a trademark of
Dodo Books Indian Ocean Ltd. and OmniScriptum S.R.L publishing group

120 High Road, East Finchley, London, N2 9ED, United Kingdom
Str. Armeneasca 28/1, office 1, Chisinau MD-2012, Republic of Moldova, Europe
Managing Directors: Ieva Konstantinova, Victoria Ursu
info@omniscriptum.com

Printed at: see last page
ISBN: 978-620-8-53991-7

ÍNDICE

CAPÍTULO 1
INTRODUÇÃO À PRÓTESE MAXILOFACIAL

A desfiguração facial pode ser o resultado de uma anomalia congénita, de um traumatismo ou de uma cirurgia tumoral (Fig. 1). A reconstrução cirúrgica pode não ser possível devido ao tamanho ou à localização do defeito. A condição médica do paciente ou os seus desejos pessoais podem também impedir a cirurgia reconstrutiva. Nestes casos, está indicada a reabilitação protésica.

A prótese maxilofacial é definida como um ramo da prótese dentária que se ocupa da restauração, substituição ou ambas das estruturas estomatognáticas e faciais associadas por substitutos artificiais que podem ou não ser removidos. Engloba a reabilitação protética de pacientes com defeitos orais ou faciais que podem ser adquiridos naturalmente ou resultantes de doença ou traumatismo.

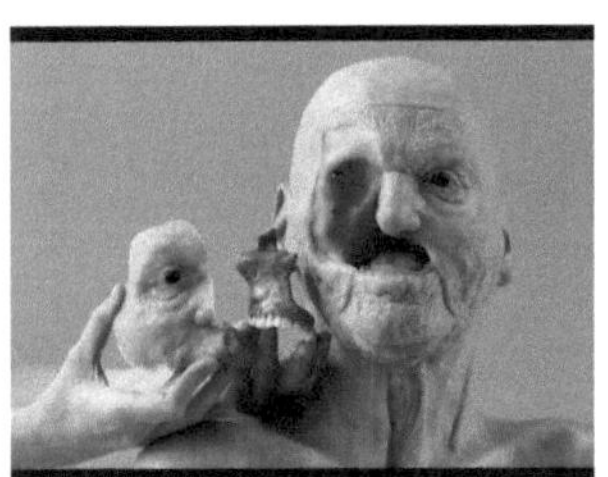

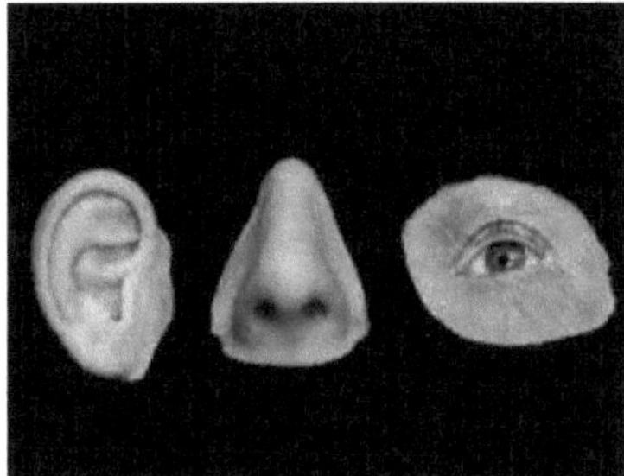

Fig1,2: Prótese maxilofacial

As próteses faciais podem ser retidas por vários métodos. Se as condições o permitirem, podem ser feitos cortes anatómicos no interior do defeito. Embora a retenção seja relativamente fiável, poucos defeitos têm uma configuração que se preste a este método. Além disso, os tecidos moles dentro do defeito podem ficar irritados pelo contacto com a prótese. Isto é particularmente verdadeiro se o doente tiver sido submetido a radioterapia.

Em casos raros, a prótese pode ser retida através da fixação em armações de óculos. Esta técnica não garante que as margens da prótese sejam mantidas de forma segura e constitui um problema se o doente tiver de retirar os óculos em público.

Um método mais comum de retenção de próteses faciais tem sido com adesivos cutâneos. Trata-se de resina acrílica ou de líquidos à base de silicone que são aplicados nas margens da prótese antes da colocação na face. Também pode ser utilizada fita adesiva de dupla face.

Este método de retenção coloca vários problemas. A aplicação da cola é um processo moroso e muitas vezes confuso. A limpeza do adesivo pode provocar o rasgamento dos bordos ou o desgaste da cor. O posicionamento correto pode ser difícil, especialmente para os pacientes com destreza comprometida ou baixa acuidade visual. Assim que a prótese é colocada na pele com adesivo, é difícil deslocá-la para a posição correta e o doente está sempre preocupado com a possibilidade de o adesivo se soltar.

Os adesivos podem irritar a pele, especialmente se esta tiver sido irradiada. Os implantes osseointegrados têm sido utilizados para reter próteses faciais desde 1979. Esta técnica baseia-se na investigação original de Branemark e envolve uma ligação estrutural e funcional direta entre o osso vivo ordenado e a superfície de um implante de suporte de carga. O sucesso deste procedimento está bem documentado e a utilização de implantes oferece várias vantagens em relação à retenção adesiva.

Em primeiro lugar, o tempo e o esforço envolvidos na aplicação efectiva do adesivo são eliminados. E porque não é necessário remover os adesivos, há menos desgaste nos bordos e na cor da prótese, prolongando assim a sua vida útil. Em segundo lugar, os rebordos da prótese podem ser mais finos para se misturarem melhor com a pele natural, para um aspeto mais realista. Em terceiro lugar, elimina-se a possível irritação da pele (reação) provocada pelo adesivo. Em quarto lugar, a colocação correta da prótese na sua posição exacta é assegurada e a retenção da prótese é maior. Por fim, o doente fica menos dependente da assistência de terceiros e sente que a prótese é uma parte natural do corpo

CAPÍTULO 2
OBJECTIVO DAS PRÓTESES MAXILOFACIAIS

As próteses maxilofaciais têm vários objectivos:

1. Restauração da estética ou do aspeto cosmético
2. Restauração da função
3. Proteção dos tecidos
4. Terapêutica ou efeito curativo
5. Terapia psicológica

O restauro da estética em pacientes com defeitos faciais ou cranianos significativos é um serviço vital e frequentemente transformador prestado por protésicos maxilofaciais. A substituição de elementos faciais em falta, como o nariz, os olhos, as orelhas ou a reconstrução dos contornos faciais ou cranianos, requer conhecimentos clínicos excepcionais e a utilização inovadora dos materiais disponíveis.

Muitos dentistas observaram mudanças significativas nas atitudes ou personalidades dos pacientes após procedimentos de restauração relativamente pequenos, com o objetivo de melhorar a fala, a mastigação, a deglutição ou a aparência. Estas melhorias sublinham o impacto profundo que a restauração funcional e estética pode ter no bem-estar de um paciente.

O objetivo primordial da prótese maxilofacial é criar uma prótese que restaure o defeito, melhore a estética e, assim, eleve a moral do paciente. Dependendo das circunstâncias, a prótese pode ser provisória - para os pacientes que estão programados para uma futura cirurgia plástica para tratar defeitos causados por acidentes, traumas ou remoção cirúrgica. Nos casos em que a cirurgia plástica é contra-indicada, como em certos doentes com cancro, a prótese pode ser permanente. Independentemente do seu carácter temporário ou permanente, a prótese deve ser concebida para proporcionar o máximo conforto e segurança.

Em alguns casos, os dispositivos protéticos são criados apenas para proteger os tecidos adjacentes, como no caso de escudos protectores de rádio, implantes cranianos ou stents para enxertos de pele. Estes dispositivos também podem ter funções terapêuticas, como é o caso dos suportes de agulhas de rádio, stents e talas, que são utilizados durante a terapia ou no período pós-operatório imediato para ajudar na cicatrização.

O restabelecimento da estética e da função é essencial não só para o bem-estar físico do doente, mas também para a sua saúde mental. O impacto emocional e psicológico de doenças como o cancro, juntamente com as alterações físicas após a cirurgia ou outros tratamentos, pode ser devastador, levando frequentemente a sentimentos de resignação e desespero. Nestes casos, o objetivo não é apenas tratar ou curar a doença subjacente, mas também restaurar a aparência e a função do doente . Em muitos casos, os esforços substanciais para ajudar o doente a recuperar uma aparência e funcionalidade normais são suficientes para lhe devolver a vontade de levar uma vida plena e produtiva

CAPÍTULO 3
PERSPECTIVA HISTÓRICA DA PRÓTESE MAXILOFACIAL

A prótese maxilofacial é a arte e a ciência da reconstrução anatómica, funcional ou cosmética por meio de substitutos não vivos.

Os primeiros registos indicam que foram encontrados olhos, orelhas e narizes artificiais nas múmias egípcias. Eram feitos de prata, ouro, bronze e frequentemente revestidos de porcelana pigmentada organicamente, representando a esclerótica e a íris. Olhos de marfim, de rocha e de cristal de quartzo foram encontrados entre as ruínas das civilizações egípcia, chinesa, asteca, lnca e até da antiga Síria.

Só quando o cirurgião francês **AMBROSE PARE** (1517-1590) começou a manter registos precisos é que foram documentados os benefícios das próteses faciais para os seres humanos deformados. PARE descreveu a utilização, como alternativa à reconstrução cirúrgica e às suas deficiências, por exemplo, de orelhas feitas de papel e couro, e o método de as fixar com um grampo na cabeça. PARE também escreveu uma descrição anatómica muito pormenorizada de um nariz de prata que foi pintado, presumivelmente com tintas a óleo, equipado com um bigode e fixado com ligaduras em três locais. Foi o primeiro a utilizar um obturador para fechar as perfurações palatinas.

Em 1728, **Pierre Fauchard** concebeu uma prótese suportada por asas que eram posicionadas pelo paciente a partir do lado oral do obturador e utilizava o pavimento do nariz para retenção.

Em 1757, **Bourdet** sugeriu que as ligaduras de seda ligadas a dentes naturais poderiam ser utilizadas para suportar uma chapa metálica menos volumosa para obturar o defeito de uma forma menos destrutiva.

Em 1832, um jovem soldado francês de nome Alphonse Louis foi ferido e ficou com a metade esquerda da mandíbula e grande parte da maxila destruídas. A reabilitação foi feita por **SAUNDERS**, que descreveu uma engenhosa prótese de prata que tinha dentes mandibulares, uma frente articulada que substituía as estruturas faciais e um reservatório interno de recolha da saliva segregada. Louis ficou conhecido como o "*artilheiro da máscara de prata*".

O Dr. Forjet concebeu esta prótese e, ao fazê-lo, tornou-se um dos primeiros membros da profissão de dentista a fornecer uma intervenção de prótese maxilofacial.

Tetamore, em 1894, descreveu e ilustrou 9 casos de deformidades nasais que receberam restaurações protéticas. Afirmou que esses narizes artificiais eram feitos de um "material plástico muito leve" que se aproximava da cor natural e era fixado no rosto por óculos em arco. Na década de 1950, **Lee** introduziu a utilização de um implante endósseo com uma parte central e extensões circunferenciais. Em **1952, Branemark** estudou o conceito de prótese integrada em tecido no laboratório de microscopia vital da Universidade de Lund e, posteriormente, no laboratório de biologia experimental de Goteborg.

No início da década de 1960, **Linkow** desenvolveu o implante blade vent. Este tipo de implante endósseo em "placa" foi originalmente concebido para ser utilizado no rebordo em faca. Mais tarde, adaptou o desenho deste implante para utilização na maioria das situações clínicas.

No início da década de 1970, a utilização de inserções intramucosas foi popularizada para a retenção de próteses maxilares removíveis por WEISS & JUDY. As projecções em forma de cogumelo de titânio foram incorporadas na base da prótese que, por sua , encaixou nos locais receptores preparados na mucosa palatina.

A aplicação extra-oral de dispositivos de titânio tem sido utilizada desde 1976. Um acessório especialmente concebido tem sido utilizado para fixar aparelhos auditivos em dispositivos condutores de osso. É colocado atrás da orelha em doentes com determinadas deficiências audiológicas.

- Em maio de 1984, a biotecnologia foi lançada internacionalmente com a introdução de cursos de formação em Gotemburgo, na Suécia.
- Em 1991, Parel e Tjellstorm apresentaram os resultados da experiência sueca e americana com a osteointegração extra-oral.

CAPÍTULO 4
PRÁTICA BASEADA EM EVIDÊNCIAS DE PRÓTESE MAXILOFACIAL

Parel. M. Stephen, Branemark. P.I et al 1986, afirmaram que a utilização da osseointegração na retenção de próteses maxilofaciais era mais vantajosa do que as medidas de retenção normais utilizadas. O uso de adesivo de goma de mascar, o uso de rebaixos, cimento, fitas de dois lados têm muitas desvantagens.

Para a aplicação deste conceito, nem todos os doentes com defeitos faciais serão elegíveis, mas os que têm tecido periférico cartilaginoso ou camadas espessas de pele que não podem ser reduzidas sem causar mais desfiguração são elegíveis.

O autor descreve a fase cirúrgica de inserção de implantes seguida de procedimentos protéticos. Nos procedimentos protéticos, a utilização de unidades de ancoragem foi efectuada de duas formas. Método I. - No método sueco, foi utilizado um conjunto de talas de barra com grampos de ouro que foram fixados numa base de resina acrílica. Método II. Os ímanes de samário-cobalto são encapsulados numa base de resina acrílica e fixados às extensões da tala de barra.

Um implante é bem sucedido se cumprir os seguintes critérios.

1) Longevidade - Deve durar alguns anos.
2) Morbilidade - Em caso de insucesso, o doente não deve sofrer qualquer dano duro/mole depleção de tecidos.
3) Recuperabilidade - O resultado protético completo não deve ser comprometido pela falha de um único componente.
4) Função - Deve proporcionar um nível de função proporcional às despesas e ao conforto incorridos para receber o sistema de implantes.

Os autores concluem que a aplicação de fixações osseointegradas na retenção de próteses faciais permite que a atual tecnologia de elastómeros seja utilizada no seu maior potencial, protegendo a coloração da superfície, eliminando a degeneração do material de base induzida pelo adesivo e permitindo a retenção a longo prazo de margens periféricas finas, mas fracas.

Selos. R. Richard, Cortes. L. Aquileo 1989 descreve o suporte e o fabrico de próteses faciais aplicando o conceito de osseointegração para retenção. As próteses faciais podem ser ancoradas aos pilares dos implantes de duas formas. Um conjunto de tala de barra com grampos de fixação ou um conjunto de tala de barra com ímanes emparelhados. Após a cirurgia inicial, foi permitida a integração dos acessórios dos implantes durante 5-6 meses. Durante este período, pode ser utilizada uma prótese facial retida por meios de retenção convencionais. A colocação do pilar requer um procedimento cirúrgico 2nd. As próteses existentes são modificadas para acomodar os pilares. As impressões foram efectuadas após 3-4 semanas. Os pilares dos implantes são montados com material de poliéter com uma coifa de transferência cónica e parafusos verticais. À medida que o material ganha corpo, os bordos são alisados e moldados para criar rebaixos laterais e chaves no material de impressão. Após a presa do material, é efectuada uma moldagem irreversível com hidrocolóide, delineando a área do defeito, com uma moldagem de silicone no local. Depois de endurecerem, são retiradas. As coifas de transferência são desaparafusadas dos pilares dos implantes e são montados análogos de pilares de latão nas coifas. As coifas de transferência com análogos de pilar em latão são reposicionadas na impressão e o molde é vazado. Os cilindros de liga de ouro são aparafusados aos análogos de pilar e inicia-se o enceramento da estrutura de barra-plinta com extensões nas regiões da prótese proposta que serão suficientemente espessas para permitir a colocação de retentores magnéticos emparelhados sem comprometer a estética. O padrão é encerado diretamente nos cilindros de ouro. A relação da barra com os cilindros de ouro é estabelecida através de um contacto pontual. As barras e os cilindros de ouro ligados aos análogos do pilar de latão são investidos e depois soldados para criar um conjunto barra-plinta para suportar a prótese facial. O autor conclui que a utilização de fixações osseointegradas do esqueleto craniano para a retenção de próteses faciais minimiza os problemas de integridade marginal, desalinhamento de colocação e camuflagem da prótese.

Marie. A. Gale 1990, apresentou um caso de uma mulher de 72 anos que foi submetida a uma maxilectomia radical direita com exenteração da órbita direita e rinectomia total e que recebeu radioterapia pós-cirúrgica de 6000 rads no defeito há cerca de 7 anos. Foram colocados três implantes cilíndricos endósseos de titânio ao longo da superfície orbital do rebordo supraorbital. A superestrutura do implante foi moldada numa liga ferrosa não oxidante. O seu desenho consistia numa flange superior e inferior fixada aos implantes com parafusos adequados ao sistema de implantes. Foi feita uma prótese maxilar com uma extensão obturadora em forma de colher, utilizando técnicas de moldagem e materiais padrão. Três mini-ímanes foram fixados ao aspeto superior da extensão do obturador com resina acrílica autopolimerizável para obter retenção no rebordo inferior da superestrutura.

A prótese facial foi feita de elastómero MDX-4-4210. O autor concluiu que os implantes endósseos podem ser colocados com sucesso em osso previamente irradiado para fixar próteses maxilofaciais.

Tolman. E. Dan, Desjardins. P. Ronald 1991 efectuaram um estudo para avaliar a taxa de sucesso da retenção a longo prazo de implantes de titânio que ancoram próteses craniofaciais e para avaliar a estabilidade a longo prazo. O osso dentro e à volta dos defeitos faciais nos quais os implantes podem ser colocados é limitado e depende do tamanho/localização do defeito e da integridade das estruturas residuais. Para defeitos orbitais médios, os rebordos orbitais superior e lateral são locais prováveis para a colocação de acessórios. Para defeitos nasais e auriculares médios, o maxilar e o osso temporal oferecem espessura suficiente de osso, respetivamente. O autor descreve o procedimento cirúrgico para a prótese auricular e relata 4 casos de próteses faciais suportadas por implantes. O autor conclui que a utilização de implantes osseointegrados na retenção de próteses faciais proporciona uma nova abordagem de tratamento para problemas de reconstrução craniofacial.

John. W. Cartney, em 1991, descreveu uma prótese auricular retida com ímanes que está ligada a uma liga magnética retida por implantes. O procedimento é o seguinte: Foi feito um tabuleiro personalizado a partir de um molde de diagnóstico feito a partir de uma moulage facial. A moldeira deve abranger a superfície da pele a ser coberta pela prótese. A superfície superior dos pilares é exposta através da remoção das tampas de cicatrização dos pilares. A superfície da pele a ser coberta pela prótese é raspada e são colocadas coifas de impressão hidrocolóide. São adicionadas marcas de orientação indeléveis na pele para ajudar na determinação do tamanho e da orientação. É feita uma impressão num material resiliente. Após a remoção da impressão, as réplicas do pilar são fixadas às coifas de transferência e colocadas na impressão.

Parel M. Stephen, Tjellstrom Anders 1991, Forneceu um levantamento da experiência com restaurações extra-orais suportadas por implantes oseointegrados em vários centros de ensaio nos EUA e na Suécia. Os pacientes tratados com implantes de 3-4 mm (sistema Branemark) foram divididos em grupos não irradiados e irradiados. No total, foram envolvidos 95 pacientes nos EUA (84 não irradiados, 11 irradiados) e 292 na Suécia (260 não irradiados, 32 irradiados). Nos EUA, a taxa de sucesso global foi de 94,4%. A região mastoideia foi a mais previsível, seguida da orbital. A região nasal apresentou mais insucessos. (sem radiação) Nos grupos irradiados, o sucesso global foi de 64,7%. A região orbital apresentou maior risco.

Na Suécia: A taxa de sucesso global foi de 98,4% nos doentes não irradiados e de 57,7% nos irradiados. A região mastoidea apresentou uma taxa de sucesso de 100% e a área orbital a menor.

O autor conclui que

- Foram necessários menos implantes nestas regiões para um suporte adequado da prótese a longo prazo.
- Dois na região mastoideia, 2-3 implantes na região orbital foram adequados.
- As localizações laterais do rebordo orbital apresentaram maior sucesso do que as posições superiores do rebordo.
- Os pacientes não irradiados podem ser tratados eficazmente com implantes.
- Os doentes irradiados devem ser abordados com cuidado.

Jensen. T. Ole et al 1992, realizaram um estudo anatómico do crânio seco para identificar todos os locais potenciais para a colocação de implantes. Os defeitos nasomaxilares e nasolabiais causam problemas funcionais e estéticos que podem exigir a capacidade de carga dos locais de fixação, especialmente se as forças labiais afectarem a epístese ou se as próteses orais fizerem parte da reconstrução. Tjellstrom verificou que a força média de remoção de torque após a osseointegração era de 42,7 N e 60 N após 1 ano.15 Crânios dentados humanos adultos foram estudados em 16 locais anatómicos específicos utilizando um calibre de Boley. Foram medidas as medidas de corte transversal, os orifícios do medidor de profundidade e as distâncias bio-corticais específicas.

1) Todas as localizações nas áreas orbitais laterais e inferiores tinham volume suficiente para a colocação de implantes flangeados de 3-4 mm.
2) A zona médio-facial apresentava ossos suficientes para a colocação de um implante craniofacial.
3) Classificação dos locais craniofaciais com base na localização anatómica e no volume ósseo para dispositivos de fixação adequadamente colocados.α Sítio - 6 mm ou mais ,β sítio 4-5 mm ,δ Sítio - 3 mm ou menos.

   α A área inclui a maxila anterior através da fossa nasal e o zigoma / Zygomatic. Arco.

   β Local - inclui os rebordos orbitais superior, lateral e inferolateral.

   Os locais do delta incluem localizações no osso temporal, rebordo piriforme, rebordo infra-orbital, osso nasal e contraforte zigomático.

α Os sítios são utilizados para reter próteses nasofaciais e demonstrados em 2 casos clínicos.

O autor conclui que a utilização de implantes dentários na região médio-facial tira partido da sua maior capacidade de carga numa área onde os músculos orbicularis oris e mastigatórios podem afetar a estabilidade da prótese. Os implantes devem ser colocados de forma a tirar partido do volume ósseo máximo presente. Deve ser utilizada uma estrutura de comprimento e capacidade de carga relativamente maiores quando é necessária uma prótese facial ou obturadora complexa.

Wolfaardt .F. John et al 1993, apresentou um relatório de um inquérito sobre a experiência canadiana com a osseointegração craniofacial. Os resultados recolhidos no presente inquérito foram adicionados aos do relatório da Suécia e dos Estados Unidos para fornecer dados multinacionais mais amplos. Foram solicitadas as seguintes informações para pacientes irradiados e não irradiados: número de implantes colocados, número de implantes integrados, número de implantes perdidos precocemente (menos de 1 ano após a colocação). Dos oito centros contactados, seis responderam ter colocado implantes extra-orais e a experiência varia entre 12-48 meses. O tipo de fixação extra-oral Branemark de 3,0 mm e 4,00 mm foi utilizado para reter a prótese facial. O tipo audiant da Xomed e o tipo Branemark foram utilizados para reter aparelhos auditivos de ancoragem óssea.

Em 41 pacientes não irradiados, a taxa global de sucesso individual dos implantes foi de 97,8%; individualmente, foi de 98,9% para a região mastoideia, 96,6% para a órbita e 80,0% para a região nasal; a taxa de sucesso foi de 97,9% para os implantes colocados na região mastoideia para reter suportes ancorados no osso; a taxa global de sucesso para 7 pacientes irradiados foi de 94,4%.

O autor conclui que a osseointegração proporciona um meio significativo de melhorar a qualidade de vida dos pacientes que usam próteses faciais. As regiões mastoide e orbital proporcionam um elevado grau de previsibilidade. A utilização de implantes extra-orais em pacientes irradiados deve ser efectuada com o máximo cuidado para com o paciente.

Watson. M. Roger et al 1993, descreveram uma técnica para melhorar o planeamento do tratamento e produzir uma localização precisa dos implantes no processo mastoide do osso temporal. O planeamento pré-operatório é essencial para que uma prótese adequada, com a forma e a cor corretas, seja localizada adequadamente no crânio, numa relação correta com os componentes do implante ligados aos implantes integrados numa profundidade óssea adequada.

O exame do lado não afetado da face revelará a posição anteroposterior, a protrusão, a inclinação e o nível da orelha normal. A comparação é efectuada descarregando a informação para uma fita magnética e alimentando uma estação de trabalho MGI que incorpora um transputador. Em seguida, foi preparado um modelo cirúrgico utilizando uma máquina de fresagem para a produção de um modelo anatómico dos contornos dos tecidos. Os locais propostos para os implantes são localizados no doente utilizando um modelo claro com os pontos. Posteriormente, os locais ósseos propostos são observados tridimensionalmente para conhecer a anatomia e a profundidade da abóbada craniana. Uma profundidade superior a 4 mm confirma a adequação do osso para alojar o implante craniano.

Imediatamente antes da cirurgia, o modelo perfurado com três orifícios de 2 mm de diâmetro é utilizado para orientação na colocação dos implantes.

Gary J.J. e Donova M. 1993 Sugeriram vários designs de retenção para próteses faciais que cumprem estes requisitos. Na prótese auricular, os pilares devem sair da pele por baixo da concha da prótese prevista, para que os contornos da orelha protética não sejam comprometidos. São necessários, no mínimo, 2 implantes, posicionados a cerca de 18 mm do centro do meato auditivo externo e a 15 mm um do outro. Os pilares são unidos por uma barra em forma de C, que pode ser prolongada 10-15 mm para além do pilar. Na prótese nasal, é necessário um enxerto de espessura dividida nos lados do defeito para proporcionar uma base firme e não móvel para a prótese nasal e reduzir a mobilidade do leito de tecido sob a prótese, minimizando a tensão nos implantes. É necessário um mínimo de 2 implantes e os pilares são ligados por uma barra que pode ser prolongada 10-15 mm a partir do pilar para uma melhor distribuição da retenção da prótese.

Para um defeito orbital, os rebordos orbitais superior, lateral e inferior são locais possíveis e, idealmente, são necessários 3 ou 4 implantes. O eixo longo dos implantes deve ser direcionado para o centro da órbita. No caso de defeitos de grandes dimensões, os pilares são ligados a uma barra com fixadores de aço inoxidável. Uma secção de resina acrílica aloja o íman e possivelmente um clip. Se a barra inibir a posição ocular da prótese orbital, podem ser utilizados pilares individuais. O autor conclui que os implantes osseointegrados constituem um método alternativo de retenção para as próteses faciais.

Victor Del Valle et al 1995, Realizou um estudo para avaliar as forças mecânicas necessárias para remover sistemas típicos de retenção de implantes craniofaciais e comparou-as com forças para próteses retidas por adesivo. A avaliação incluiu medições da retenção de nove sistemas mecânicos e magnéticos diferentes que são utilizados em conjunto com implantes craniofaciais, bem como dois adesivos protéticos faciais. Para cada sistema de retenção, a força de retenção foi medida puxando os gabaritos da base de teste na direção vertical em três modos diferentes. O protótipo do sistema de esfera e encaixe da Nobel pharma teve um bom desempenho com uma força de retenção de 22,28± 0,98 N. Os resultados dos testes assimétricos demonstraram a melhoria relativa do desempenho dos sistemas magnéticos tecnoventes em relação aos sistemas mecânicos. O autor concluiu que os sistemas de barra e clipe produzem as forças de retenção mais elevadas e que pequenos graus de ativação do clipe (0,15 mm) produzem um grande aumento da força de retenção. Os sistemas de retenção magnética devem ser considerados quando não se prevêem forças horizontais. Das próteses concluídas, 249 (71,5%) eram auriculares, 68 (19,5%) eram orbitais, 22 (33%) eram nasais e 9 (2,6%) eram uma combinação. Dos 150 pacientes em 24 centros dos EUA, 74% eram auriculares, 23 (16%) eram orbitais, 16 (11%) nasais e (1%) eram uma combinação. Os 3 centros canadianos relataram 28 (67%) auriculares, 10 (24%) orbitais, 2% nasais e 7% combinados. Na Suécia, 120 (73%) eram auriculares, 21% eram orbitais e 5 (3%) eram nasais. Os clips foram utilizados maioritariamente nos 3 centros. Nos EUA, 13% dos casos auriculares foram tratados com uma combinação de clips e ímanes e 1% com silicone. Para as próteses nasais, não se observou uma tendência particular, mas na Suécia foram utilizados maioritariamente clips.

O autor concluiu que as próteses auriculares foram as mais comuns, as próteses orbitais foram retidas por uma maior variedade e a combinação de clipes de fixação foi o acessório mais utilizado.

John. F. Wolfaardt, 1996, descreveu uma técnica de moldagem e fabrico de um molde mestre para produzir uma prótese auricular retida por implantes com os seguintes objectivos

1) Para fazer uma impressão que permita continuar o contacto com a pele através da margem anterior de silicone.
2) Construir um molde principal que proporcione um espaçamento planeado adequado sob a prótese concluída.
3) Construir um molde mestre que não exija que a barra de retenção seja devolvida ao molde para o processamento da prótese.

A técnica é a seguinte:

1) É efectuada uma impressão preliminar com coifas de impressão incorporadas.
2) É fabricada uma subestrutura de resina retentiva com barra e clipe, que é colocada a 1-3 mm de distância da pele.

3) O tabuleiro personalizado de resina autopolimerizável é fabricado e está indexado à subestrutura de resina. Permite uma visualização clara da barra de retenção através da subestrutura de resina, através de uma janela na mesma.
4) O ponto de depressão máxima da pele é determinado através da avaliação do movimento do côndilo da mandíbula sob a pele pré-auricular e do movimento da cabeça, sendo a impressão efectuada nestas áreas.
5) A posição desejada da prótese é marcada na pele.
6) Uma seringa descartável com a ponta cortada e carregada com massa de silicone não catalisada é utilizada para colocar o material à volta da margem da subestrutura de resina acrílica.
7) A moldeira é pintada com um adesivo e carregada com material de impressão de poliéter, colocada na subestrutura e assentada para encaixar os índices. A relação da barra de retenção pode ser verificada visualizando a subestrutura de resina acrílica através de um corte no tabuleiro.
8) A impressão é recuperada e a área dos tecidos moles sem contacto com os tecidos é identificada e aparada com uma broca.
9) Um fio de aço inoxidável de diâmetro correspondente ao da barra de retenção é introduzido nos clipes da estrutura de resina. A impressão é encaixotada e vazada.
10) A réplica da barra, o espaçamento dos tecidos moles e o registo dos tecidos moles anteriores são incorporados no molde completo para proporcionar uma margem estética.

Tolman. E. Dan, Taylor F. Peter, 1996, efectuaram um estudo para avaliar 1) a taxa de sucesso da osteointegração a longo prazo para implantes de titânio que ancoram próteses craniofaciais 2) a retenção a longo prazo e a estabilidade da prótese, uma vez que é utilizada na reconstrução de pacientes com defeitos craniofaciais. Para serem elegíveis, os doentes necessitavam de uma prótese craniofacial, tinham entre 15 e 70 anos de idade e tinham atingido o encerramento epifisário. Foram excluídos os doentes medicamente comprometidos. O exame físico do doente foi efectuado com especial atenção ao estado dos tecidos duros e moles no local do defeito.

Procedimento de tratamento - 3 fases

Fase I - Colocação cirúrgica de implantes no osso adequado.

Fase II - Após 3-4 meses de cicatrização, procedeu-se à remoção do implante e à colocação do pilar de penetração na pele.

Fase III - Ocorreu após um período de cicatrização de 2-4 semanas. A impressão do defeito foi efectuada com os implantes e os pilares colocados.

Avaliação do tratamento - Dois aspectos deste sistema de vinculação são fundamentais para o seu sucesso e utilização funcional a longo prazo.

1) O implante deve permanecer sólido como uma âncora estável no osso.
2) O pilar deve permanecer como um dispositivo percutâneo sem causar reação cutânea. Os pacientes foram divididos em activos e inactivos, irradiados e não irradiados e foi feita uma comparação.

Avaliação do pilar - O pilar que apresentava uma reação cutânea foi considerado um fracasso (taxa de fracasso de 4%)

A taxa de sobrevivência global dos implantes foi de 96%, por localização anatómica foi de 96% para os implantes auriculares, 83% para os nasais e 91% para os orbitais.

A colocação dos doentes em grupos irradiados e não irradiados revelou diferentes taxas de sobrevivência dos implantes. 97% de sobrevivência para os pacientes não irradiados e 85% para os pacientes irradiados. Na zona nasal é de 99% e 100%, na orbital é de 100% e 79% para os doentes não irradiados e irradiados, respetivamente. Estes resultados eram esperados porque a terapia de irradiação afecta a vascularização do local recetor, diminuindo-a. Outros factores a ter em conta são o osso relativamente fino e denso das regiões orbitais, que conduz a taxas de sobrevivência mais baixas. Este estudo conclui que a fixação de próteses craniofaciais Branemark Bone Anchored é uma alternativa importante à cirurgia reconstrutiva convencional para pacientes com defeitos craniofaciais e oferece uma melhoria significativa na qualidade de vida.

Nishimura. D. Russell, Roumanas. Eleni 1996 relatou as taxas de sucesso e as reacções dos tecidos moles de 23 implantes craniofaciais colocados na glabela e no pavimento nasal anterior para reter e estabilizar as próteses nasais de 11 pacientes. Os pacientes selecionados apresentavam um defeito de rinectomia total e tinham uma boa condição física. Foram excluídos os doentes medicamente comprometidos. Foram considerados dois locais para a colocação de implantes a) Pavimento nasal anterior (ANF) 2) região glabelar do osso frontal. Os implantes foram colocados numa cirurgia em duas fases: a impressão foi efectuada com material de polissulfureto de corpo leve apoiado em gesso de impressão, seguido do fabrico de um molde mestre. Em seguida, foi efectuada a imobilização com uma barra rígida. A retenção foi conseguida utilizando clips de barra Hader, ímanes de samário-cobalto ou ambos. Foram colocados 23 implantes em 11 pacientes. Foram colocados 19 implantes no ANF e 4 na região da glabela. A taxa de sucesso global foi de 71,4%. Foi de 88% para os implantes no ANF e 0%

para a região da glabela. O insucesso na área da glabela deveu-se a uma fraca vasculatura. O autor concluiu que 1) Os implantes osseointegrados colocados no assoalho do nariz para reter e estabilizar a prótese nasal tiveram uma alta taxa de sucesso e não tiveram sucesso na região da glabela. 2) Dois implantes são suficientes na área nasal para estabilização. 3) As reacções graves dos tecidos moles à volta dos implantes colocados no ANF são raras.

Cheng. C. Ansgar et al 1998 descreveram um método de fabrico de próteses auriculares implanto-retidas com a utilização de uma concha termoformada como guia para assegurar uma relação espacial adequada entre a barra de tecido do implante, os elementos de retenção e o contorno externo das próteses auriculares. Uma vez confirmada a cicatrização do tecido e a osteointegração, é efectuada uma impressão final ao nível do implante, seguida da colocação do mastercast. Foi feita uma escultura em cera da orelha protética e, quando o contorno e a posição foram aceites, esta foi selada no molde. Em seguida, os cortes inferiores foram bloqueados na parte posterior da orelha. É feita uma impressão hidrocolóide desta escultura, que é vertida num gesso dentário. Sobre esta, foi fabricada uma matriz de concha de plástico formada a vácuo. O corte da matriz de plástico foi efectuado deixando aproximadamente 1 cm de margem na superfície do tecido do molde mestre. A orelha de cera foi removida do molde e foi adicionada mais textura de pele. O molde mestre foi clivado em preparação para o desenvolvimento da estrutura da barra de tecido do implante. Os pilares de implante selecionados e os elementos de retenção com barra de tecido foram encerados no molde. Colocar a matriz transparente no molde e verificar se existe espaço suficiente para a barra de tecido do implante, a subestrutura de resina acrílica e o material protético maxilofacial. Agora, fundir a barra de tecido na liga apropriada e fabricar a orelha protética no material de eleição. O autor concluiu que este método permite que os operadores tenham mais controlo sobre o contorno final da barra de tecido e das próteses auriculares. Também permite que a utilização do espaço disponível dentro do volume dos materiais protéticos possa ser optimizada sem receio de expor a barra de tecido ou o elemento retentivo. A desvantagem deste método é que requer um molde de pedra adicional para o fabrico da matriz formada a vácuo.

CAPÍTULO 5
ASPECTOS CLÍNICOS DA RETENÇÃO EM PRÓTESES MAXILOFACIAIS

A retenção em próteses maxilofaciais refere-se à capacidade de uma prótese, como uma orelha, um olho ou uma estrutura facial artificiais, permanecer no lugar no rosto do paciente sem se deslocar devido a forças como a gravidade, o movimento ou o fluxo de ar. Assegurar uma retenção adequada é crucial tanto para o conforto como para a funcionalidade da prótese. Existem vários métodos e factores que contribuem para a retenção nas próteses maxilofaciais: (fig. 3)

Métodos de retenção em próteses maxilofaciais:

1. Retenção anatómica

a) Rebaixos e pontos de referência anatómicos: A retenção é frequentemente conseguida através da utilização dos contornos naturais e das reentrâncias das restantes estruturas faciais do paciente (como a órbita, a cavidade nasal ou as maçãs do rosto) para fixar a prótese no lugar

b) Tecido cicatricial e integração de tecidos: Nalguns casos, o tecido cicatricial da reconstrução cirúrgica também pode proporcionar uma retenção adicional, criando uma base mais firme para a prótese aderir à superfície subjacente.

2. Retenção mecânica

a) Adesivos: Os adesivos de qualidade médica são normalmente utilizados para fixar as próteses. Estes adesivos unem a prótese à pele e são geralmente utilizados para próteses mais pequenas (por exemplo, orelhas, olhos). No entanto, podem ter de ser reaplicados periodicamente.

b) Ímanes: Os ímanes incorporados tanto na prótese como na estrutura facial residual podem proporcionar uma retenção mais estável e a longo prazo, especialmente para próteses maiores ou mais pesadas.

c) Implantes: Nalguns casos avançados, os implantes de titânio são colocados cirurgicamente no osso, por baixo da pele, e a prótese é fixada a estes implantes. Isto proporciona um mecanismo de retenção forte e estável para uma utilização a longo prazo.

3. Retenção de aspiração

Também podem ser utilizados sistemas baseados na sucção, que funcionam criando um vácuo entre a prótese e a pele subjacente. O vácuo é mantido através de um design protético que veda a pele, impedindo a entrada de ar.

Factores que afectam a retenção de próteses maxilofaciais:

1) Materiais de moldagem e de adaptação personalizados

a) **Ajuste de precisão:** A prótese é feita por medida, utilizando impressões ou digitalizações da anatomia do paciente, assegurando um ajuste próximo e personalizado. Uma prótese bem ajustada manter-se-á naturalmente no lugar de forma mais eficaz.

b) **Silicone e elastómeros:** Os materiais protéticos, como o silicone ou os elastómeros, são frequentemente utilizados pela sua flexibilidade e capacidade de formar uma vedação com a pele, ajudando na retenção e proporcionando conforto.

2) Factores cognitivos e comportamentais

A cooperação do doente e a compreensão de como cuidar e usar corretamente a prótese também são importantes. Assegurar que a prótese é corretamente colocada e mantida pode evitar problemas relacionados com a retenção.

3) Factores ambientais

Factores como a humidade, a temperatura e a pressão do ar podem afetar o desempenho das colas e dos sistemas de aspiração. Para uma retenção óptima, é necessário cuidar e substituir corretamente as colas ou manter os vedantes de aspiração.

Benefícios da retenção com implantes craniofaciais

A retenção com implantes craniofaciais envolve a utilização de implantes colocados cirurgicamente no crânio ou nos ossos faciais para proporcionar uma fixação estável e segura para próteses maxilofaciais, tais como olhos, orelhas ou segmentos faciais artificiais. A retenção é mais estável e eficaz no caso dos implantes devido às seguintes razões:

a) Osseointegração

Os implantes de titânio são colocados cirurgicamente no crânio ou nos ossos faciais do paciente (como o osso temporal, o osso zigomático ou a maxila). Ao longo do tempo, o osso cicatriza e integra-se na superfície do implante, criando uma base forte e estável.

Isto proporciona um meio de retenção duradouro e fiável que pode durar muitos anos. Minimiza a necessidade de adesivos ou mecanismos de retenção externos e permite um ajuste mais natural da prótese.

Implantes endósseos: São colocados diretamente no osso (por exemplo, no arco zigomático ou no osso temporal) e são os mais utilizados nas próteses craniofaciais.

Implantes subperiosteais: Estes implantes assentam no topo do osso mas por baixo do tecido mole, sendo frequentemente utilizados quando o osso é demasiado fino ou está comprometido para suportar implantes endósseos.

Implantes transósseos: Estes implantes atravessam o osso para ligar a prótese externa aos componentes internos do implante.

b) Mecanismos de retenção

Anexos magnéticos: Os ímanes podem ser colocados nos implantes craniofaciais e nos componentes correspondentes da prótese. Isto permite uma fácil fixação e remoção da prótese, mantendo uma forte retenção.

Sistemas de barra e clipe: É fixada uma barra metálica (frequentemente de titânio) aos implantes craniofaciais e são utilizados clips ou outros sistemas de fixação para fixar a prótese à barra. Este método proporciona uma ligação sólida e fiável.

Anexos esféricos e de encaixe: Neste sistema, um acessório em forma de bola no implante encaixa num encaixe correspondente na prótese, proporcionando retenção com um movimento mínimo.

Retenção com pilares: Os pilares personalizados (postes ou conectores) são colocados no implante e a prótese é concebida para encaixar nestes pilares. Este sistema assegura um ajuste seguro, evitando que a prótese se desloque ou caia

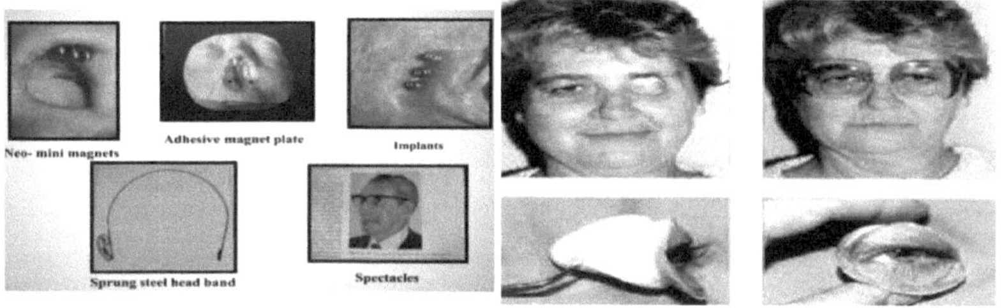

Fig. 3: Auxiliares de retenção em próteses maxilofaciais

Vantagens da retenção com implantes craniofaciais

a) Maior estabilidade e conforto: Em comparação com os métodos de retenção externos ou baseados em adesivos, os implantes craniofaciais oferecem uma retenção mais fiável e a longo prazo, sem necessidade de reaplicação frequente de adesivos ou ajustes.

b) Benefícios estéticos: Os implantes craniofaciais permitem a criação de próteses de aspeto mais natural, uma vez que podem ser concebidos para se adaptarem de forma mais precisa e segura à anatomia do paciente.

c) Redução da irritação da pele: A necessidade de adesivos é minimizada, o que reduz o risco de irritação da pele, alergias ou desconforto causado pela prótese.

d)Solução a longo prazo: O processo de osseointegração cria uma âncora duradoura e estável para a prótese, eliminando frequentemente a necessidade de ajustes ou substituições frequentes.

Desafios e considerações

a) Riscos cirúrgicos: A colocação de implantes craniofaciais envolve um procedimento cirúrgico, que acarreta riscos como infeção, falha do implante ou rejeição óssea.

b) Custo e tempo: O procedimento de colocação e cicatrização do implante pode ser dispendioso e demorado, uma vez que o osso necessita de vários meses para se integrar totalmente no implante.

c) Seleção do paciente: Nem todos os doentes são candidatos adequados a implantes craniofaciais. É necessário ter em conta factores como a qualidade do osso, o estado geral de saúde e o historial médico para determinar se os implantes craniofaciais são uma opção viável.

Manutenção

a) Cuidados de acompanhamento: São necessários controlos e manutenção regulares para monitorizar o estado dos implantes e da prótese. São necessários cuidados adequados para garantir a longevidade dos implantes e do sistema de retenção.

b) Higiene: Manter o implante e a área circundante limpos é crucial para evitar infecções ou complicações. Para o efeito, o doente pode ter de seguir instruções de higiene específicas após a cirurgia.

CAPÍTULO 6
CONSIDERAÇÕES ANATÓMICAS NA COLOCAÇÃO DE IMPLANTES CRANIOFACIAIS

A anatomia dos orifícios faciais tem grande relevância para os protésicos maxilofaciais. São dadas considerações sobre a órbita óssea, a abertura nasal óssea, a abertura oral e o aparelho maxilomandibular, e o meato auditivo externo, bem como a anatomia colectiva e anexa destas caraterísticas faciais.

ÓRBITA E CONTEÚDO:

A órbita óssea, que alberga o olho (globo) e os seus anexos, é constituída por numerosos ossos discretos em união sutural uns com os outros.

A margem orbital é essencialmente uma estrutura de ossos:

- Margem superior - Osso frontal
- Margem lateral - Osso zigomático.
- Margem inferior - parte lateral pelo osso zigomático, parte medial pela maxila.
- Medialmente pelo processo frontal da maxila; a sua parte superior é formada pela parte nasal do osso frontal

A órbita é mais espessa lateralmente, sendo aí reforçada por um zigoma forte, e é fina medialmente, onde a lâmina papirácea fina como uma bolacha está em relação lateral imediata com os seios etmoidais. O pavimento da órbita não é espesso (1 a 2 mm no adulto) e está facilmente sujeito a fratura em caso de traumatismo facial. Para uma prótese orbital, os implantes são colocados idealmente à volta do defeito, com o rebordo orbital. Devido à anatomia óssea, a colocação é frequentemente limitada aos aspectos superior e lateral do rebordo. Os implantes devem ser colocados dentro dos limites do defeito e paralelos ou ligeiramente para dentro em relação ao plano frontal, de modo a não interferir com os contornos ideais da prótese.

NARIZ:

O nariz é um apêndice facial apoiado na estrutura esquelética do crânio, obtendo apoio intrínseco da estrutura cartilaginosa e, em menor grau, de contribuições fibro-gordurosas Cada cavidade nasal estende-se de uma narina externa ou facial a uma narina interna ou coana O pavimento do nariz é constituído por processos palatinos dos ossos maxilar e palatino. O teto da cavidade nasal é formado pela placa cribriforme do osso etmoide e pelo corpo do esfenoide. Medialmente, a parede septal é composta por placas verticais do vómer e do osso etmoide. Os implantes para ancorar uma prótese nasal podem ser colocados nos ossos maxilar e frontal. A colocação deve ser efectuada dentro dos limites dos contornos exteriores da prótese. A localização dos seios frontais e a margem superior da prótese são factores limitantes na colocação de implantes no aspeto superior do defeito. Se os implantes forem colocados no aspeto inferior do defeito, é necessário ter cuidado para que o acesso esteja disponível para a instrumentação protética e os componentes de retenção. Nishimura et al., 1996, afirmaram que o pavimento nasal anterior é um excelente local para implantes devido à disponibilidade de osso amplo e boa vasculatura. Os implantes devem ser colocados na porção anterior dos defeitos para facilitar o acesso higiénico, mas não tão longe que surjam através dos tecidos móveis do lábio superior.

EAR:

O complexo auricular é constituído por partes internas, médias e externas, cada uma com as suas próprias caraterísticas estruturais e funcionais específicas. O apêndice auricular eleva-se lateralmente sobre a cabeça, está ligado à estrutura esquelética das partes escamosa e timpânica do osso temporal e está centrado no contorno ósseo do meato auditivo externo. Suportado por uma estrutura de tecido fibroso e cartilagem elástica e com uma aparência aproximada de uma concha, o pavilhão auricular tem um canal externo cartilaginoso tubular firmemente ligado ao canal externo ósseo da parte timpânica do osso temporal e que comunica com este. Os implantes são colocados na região pós-auricular, que corresponde à localização da hélice e da anti-hélice. Tjellstrom e colaboradores descreveram esta localização como estando a 18-20 mm do centro do meato auditivo externo. A colocação do implante pode ser limitada pela localização das células aéreas da mastoide.

As funções da visão, audição, respiração, mastigação, deglutição e fonética têm um papel importante na sobrevivência do doente, mas também na sua reabilitação total.

CAPÍTULO 7
CRITÉRIOS DE SUCESSO DOS IMPLANTES OSSEOINTEGRADOS CRANIOFACIAIS

Os implantes osseointegrados craniofaciais (COIs) representam um avanço fundamental no campo da cirurgia reconstrutiva e da implantologia dentária, oferecendo aos pacientes que sofreram traumas craniofaciais, deformidades congénitas ou cirurgia ablativa uma oportunidade de melhorar a funcionalidade, a estética e a qualidade de vida. No entanto, o sucesso dos implantes osseointegrados craniofaciais é influenciado por uma interação complexa de factores, que vão desde a técnica cirúrgica e a seleção do doente até aos cuidados pós-operatórios e à conceção do implante.

O principal objetivo dos COIs é restaurar tanto a forma como a função, melhorando a capacidade do doente para falar, mastigar e expressar emoções, assegurando simultaneamente que a restauração protética se mantém segura ao longo do tempo. No entanto, a implementação bem sucedida de implantes craniofaciais vai para além dos aspectos técnicos; depende também de uma compreensão profunda das considerações biológicas, biomecânicas e psicológicas. Assim, os critérios de sucesso destes implantes devem abordar não só a integração do implante com o osso circundante, mas também o resultado estético, a capacidade de adaptação do paciente ao implante e a longevidade da restauração.

De acordo com o **"Swedish council on Technology assessment in Health care".** Os critérios de sucesso são os seguintes.

1) Os implantes são imóveis, tal como verificado por exame clínico.
2) Não devem estar presentes sintomas prolongados relacionados com os implantes, tais como dor, infeção, perturbações tácteis ou lesões nervosas.
3) Os tecidos moles penetrados devem estar isentos de irritação em, pelo menos, 85% dos controlos pós-operatórios regulares efectuados pelos doentes.
4) Pelo menos 95% dos implantes de osso temporal e pelo menos 75% dos outros implantes extra-orais devem estar funcionais ao fim de 5 anos.

De acordo com JACOBSON et al:

a) Os implantes individuais não fixados devem estar imóveis quando testados clinicamente.

b) As reacções dos tecidos moles à volta dos pilares que penetram na pele devem ser do tipo zero (sem reação) ou do tipo 1 (ligeira vermelhidão que não requer tratamento) em mais de 95% de todas as observações.

c) O desempenho individual do implante deve ser caracterizado pela ausência de sinais e sintomas persistentes ou irreversíveis, como dor, infecções, neuropatias ou parestesia.

d) No contexto do acima exposto, uma taxa de sucesso de 95% no processo mastoide e de 90% na região orbital em tecido ósseo não irradiado, no final de um período de observação de 5 anos, deve ser o critério mínimo de sucesso.

Schnitman & Shulman propuseram, em **1979,** na conferência do Instituto Nacional de Saúde de Harvard, normas para o êxito dos implantes.

a) A mobilidade é inferior a 1 mm em todas as direcções.

b) A radiolucência observada radiograficamente é classificada, mas não são definidos critérios de sucesso.

c) Perda óssea não superior a um terço da altura vertical do implante.

d) Para ser considerado bem-sucedido, o implante deve ser funcional durante 5 anos em 75% dos casos.

Em 1986, Albrektsson, Zarb, Worthington e Eriksson propuseram as seguintes normas:

1) Que um implante individual e fixo é imóvel quando testado clinicamente.
2) Que uma radiografia não demonstra qualquer evidência de radiolucência periimplantar.
3) Que a perda óssea vertical seja inferior a 0,2 mm por ano após o primeiro ano de serviço dos implantes.
4) Que o desempenho de um implante individual seja caracterizado por uma ausência de sinais persistentes e/ou irreversíveis, tais como dor, infecções, neuropatias, parestesia.
5) Que, no contexto do acima exposto, uma taxa de sucesso de 85% no final de um período de observação de 5 anos e de 80% no final de um período de 10 anos seja um critério mínimo de sucesso.

CAPÍTULO 8
CONSIDERAÇÕES BIOMECÂNICAS DOS IMPLANTES EM PRÓTESES MAXILOFACIAIS

As considerações biomecânicas são fundamentais para a conceção, colocação e estabilidade a longo prazo dos implantes utilizados em próteses maxilofaciais. A região maxilofacial, com a sua anatomia complexa e forças dinâmicas, exige que os implantes não só se integrem bem no osso circundante, como também suportem as tensões mecânicas impostas por actividades como a mastigação, a fala e as expressões faciais. Estas forças podem variar em magnitude e direção, e a sua interação com os implantes pode afetar o sucesso global e a longevidade da restauração protética.

Compreender o comportamento biomecânico dos implantes em próteses maxilofaciais é essencial para garantir que estes dispositivos funcionam eficazmente sem causar danos aos tecidos circundantes ou ao próprio implante. Os factores que influenciam o desempenho biomecânico são enumerados abaixo:

a) Conceção do implante craniofacial e intra-oral (Figura 4)

Os implantes intra-orais foram concebidos numa vasta gama de diferentes tamanhos, formas e biomateriais. A conceção específica do implante Branemark de titânio puro roscado baseia-se em vários princípios fundamentais, incluindo os princípios biomecânicos.

A localização óssea craniofacial difere da localização óssea intra-oral, uma vez que é comparativamente mais fina. O comprimento efetivo do implante em locais craniofaciais é frequentemente de apenas 3-4 mm. Um implante craniofacial tem uma flange acima da porção roscada que proporciona estabilidade inicial do desenho do implante durante o período de cicatrização e ajuda especialmente a evitar a inclinação do implante sob a ação de forças e momentos laterais. Além disso, o rebordo ajuda a evitar a perfuração acidental do implante através de locais de osso fino que podem ser encontrados na anatomia craniofacial

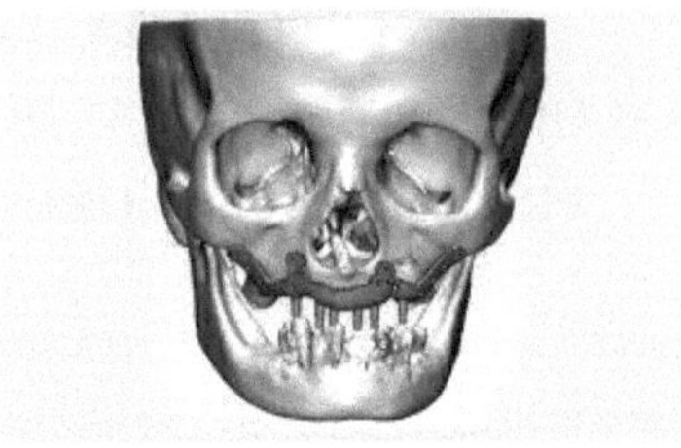

Fig 4-Implantes em próteses maxilofaciais

b) Micromoção na interface osso-implante:

Para que a osseointegração ocorra, um pré-requisito é que o implante esteja quase imóvel no tecido de cicatrização imediatamente após a colocação. O movimento relativo excessivo ou micromovimento de um local de regeneração óssea estimula a reparação, que é caracterizada pela formação de uma quantidade substancial de tecido cicatricial não calcificado, colagénico, pouco vascularizado e mecanicamente sem suporte na interface. Os implantes colocados nestas áreas são menos rígidos e não suportam cargas.

Tendo em conta os efeitos negativos do micromovimento no desenvolvimento da interface, é melhor evitar as condições biomecânicas que predispõem um implante ao micromovimento.

c) Transferência de stress dos implantes para o osso:

Um aspeto crítico que afecta o sucesso ou insucesso de um implante é a forma como as tensões mecânicas são transferidas do implante para o osso. É essencial que nem o implante nem o osso sejam sujeitos a tensões para além da sua capacidade de fadiga a longo prazo. Estes requisitos são cumpridos pelos implantes osseointegrados em virtude da estreita aposição do osso ao implante a nível angstrom. Um implante está osseointegrado quando se permite que o osso cicatrize à sua volta na ausência de carga. A estreita aposição do titânio e do osso ao nível angstrom significa que, sob qualquer carga subsequente, a interface se move como uma unidade sem movimento relativo do osso e do titânio e com a possibilidade de transferir tensão para todas as partes da interface. Um implante osseointegrado sob a forma de um parafuso é capaz de transmitir uma carga axial de tração ou compressão ao osso circundante, principalmente por compressão nas faces inclinadas do parafuso.

A rugosidade da superfície de um implante pode também ter um efeito benéfico de encravamento semelhante ao das roscas dos parafusos a uma escala microscópica. Os efeitos benéficos da rugosidade da superfície só são obtidos se o osso se desenvolver estreitamente nas asperezas da superfície do implante.

d) Distribuição da carga por vários parafusos:

Quando uma prótese é suportada por vários parafusos, a estrutura combinada resultante forma uma unidade na qual a distribuição de qualquer carga aplicada depende da rigidez relativa dos vários membros envolvidos, bem como da geometria da sua disposição.

e) Impacto da rigidez do implante na distribuição das tensões:

Siegele (1982) Mailath et al (1989) demonstraram que o padrão de tensão global permanece essencialmente o mesmo quando as propriedades do material de um implante são alteradas. O implante deve ser tão rígido quanto possível do ponto de vista biomecânico. A rigidez de um implante também pode ser aumentada escolhendo um implante de maior diâmetro. Se o diâmetro for aumentado em 30%, a rigidez do implante será cinco vezes superior e as tensões à volta do colo do implante serão assim reduzidas drasticamente.

f) Impacto da forma do implante na distribuição das tensões:

As condições de tensão em torno de um implante também podem ser melhoradas através da seleção de uma forma de implante adequada. Independentemente da forma do implante, a osseointegração do implante em toda a região óssea, ou seja, tanto no osso esponjoso como no cortical, conduzirá a concentrações de tensão na área cortical durante a carga vertical e horizontal. Quando vistos a partir da extremidade larga, os implantes em lâmina apresentam um padrão de tensão relativamente favorável; quando vistos de frente, apresentam um padrão de tensão extremamente desfavorável, particularmente no que diz respeito às forças horizontais. Uma vez que a transferência de forças para o osso deve ser tão uniforme quanto possível, os implantes que apresentam uma simetria racional podem ser considerados mais favoráveis do ponto de vista biomecânico.

g) Impacto da superfície do implante na distribuição das tensões:

O afrouxamento osteolítico de um implante pode muito bem resultar da seleção de uma forma de implante biomecanicamente desfavorável. Uma vez que os implantes endósseos não têm uma ligação natural ao osso, esta função periodontal em falta deve ser compensada através da minimização da pressão específica da superfície (princípio da raquete de neve). Isto significa que a superfície do implante utilizada para a transferência de forças deve ser tão grande quanto possível. Para minimizar as forças de compressão, a superfície do implante pode ser alargada através da aplicação de roscas ou através de um revestimento por pulverização de chama de plasma ou do desbaste da superfície. Também é possível obter um alargamento acentuado da superfície do implante através de ataque ácido.

h) Medição clínica da estabilidade do implante e da osteointegração:

Os métodos clínicos atualmente disponíveis para medir a estabilidade dos implantes e a osteointegração são simples e bastante subjectivos. A prática de bater num implante com uma pega de espelho para obter um som de toque não é muito diferente da de um engenheiro ferroviário que bate numa roda para obter uma fenda. Este teste é altamente subjetivo e provavelmente diz mais sobre o implante do que sobre a interface.

FRIBERG et al. descreveram a aplicação de forças de corte de rosca medidas durante a perfuração de um local de implante antes da colocação do implante para determinar a qualidade óssea. Os resultados mostraram claramente uma relação entre a resistência ao corte e a densidade óssea, tendo sido proposto que este método pode ser utilizado para medir a qualidade óssea no momento da colocação do implante e, assim, prever o período de cicatrização.

A Siemens AG, Bensheim, Alemanha, apresentou o periotest, um instrumento eletrónico que permite medir quantitativamente a mobilidade dentária. É composto por uma peça de mão que contém uma bala metálica que é acelerada em direção a um dente por um eletroíman. A duração do contacto da bala com o dente é medida por um acelerómetro. O software do instrumento foi concebido para relacionar o tempo de contacto em função da mobilidade do dente. O resultado é apresentado digitalmente e de forma audível numa escala de -8 (baixa mobilidade) a 50 (alta mobilidade).

Elias et al investigaram a utilização de outro método de tipo de impacto; um pequeno martelo montado como um pêndulo suspenso numa estrutura, proporcionou um impacto lateral controlado a um implante in vitro.

Meredith et al. descreveram um método de teste não invasivo para medir a estabilidade dos implantes. A técnica elimina os problemas associados a uma sonda portátil, ligando um pequeno transdutor diretamente a um implante ou pilar. O transdutor é excitado com um pequeno sinal elétrico e a resposta é medida. Esta técnica monitoriza vários parâmetros, incluindo a qualidade do osso no momento da colocação do implante e as alterações na rigidez na interface do tecido do implante atribuíveis à formação óssea durante a cicatrização. Verifica-se uma diminuição da frequência de ressonância e um aumento do amortecimento se um implante não conseguir integrar-se devido à formação de tecido fibroso na interface.

CAPÍTULO 9
RESTAURAÇÃO PROTÉTICA DE IMPLANTES CRANIOFACIAIS

A restauração protética de implantes craniofaciais representa um avanço significativo no domínio da cirurgia reconstrutiva e da reabilitação de doentes com defeitos craniofaciais. Estes defeitos podem resultar de lesões traumáticas, condições congénitas ou cirurgias ablativas para doenças como o cancro. A perda de estruturas faciais, como os olhos, o nariz, as orelhas ou partes da mandíbula, não só afecta a aparência física como também perturba funções essenciais como a respiração, a fala, a mastigação e a expressão emocional. Os implantes craniofaciais oferecem uma solução altamente eficaz para restaurar tanto a forma como a função da face, melhorando a qualidade de vida e a autoestima do paciente.

A restauração protética craniofacial envolve a utilização de implantes osseointegrados, que são colocados cirurgicamente no osso para servirem de âncoras para dispositivos protéticos. Estes implantes oferecem uma base estável para a prótese, que pode incluir componentes faciais como próteses nasais, orbitais ou auriculares, ou mesmo reconstruções mais extensas. O processo de restauração requer uma abordagem multidisciplinar, integrando conhecimentos de cirurgiões, protésicos e equipas médicas para obter resultados óptimos.

O sucesso da restauração protética craniofacial depende de uma combinação de factores, incluindo o desenho e os materiais do implante, a técnica cirúrgica utilizada, as condições anatómicas do paciente e a integração do implante com o osso. Além disso, é necessário considerar cuidadosamente os aspectos estéticos e funcionais da prótese para garantir que esta satisfaz as necessidades pessoais e sociais do paciente. O sucesso a longo prazo destes implantes é também influenciado por factores como a estabilidade do implante, a compatibilidade dos tecidos e a capacidade do paciente para manter a higiene oral e facial.

CAPÍTULO 10
PRÓTESE AURICULAR

Uma prótese auricular é uma forma especializada de prótese craniofacial concebida para restaurar a forma e a função da orelha, normalmente após uma lesão traumática, defeitos congénitos ou ressecção cirúrgica devido a cancro ou outras condições médicas. (Fig.5).

Estas próteses têm como objetivo melhorar tanto o aspeto estético como o bem-estar psicológico dos pacientes que perderam parte ou a totalidade das estruturas do ouvido externo. O ouvido externo desempenha um papel vital na estética facial, e a sua ausência pode ter um impacto significativo na autoestima e nas interações sociais de uma pessoa. As próteses auriculares são normalmente feitas de silicone de grau médico ou de materiais acrílicos, que são leves, duráveis e personalizáveis para corresponder ao tom e à textura da pele do doente. A prótese é normalmente concebida para replicar a estrutura anatómica da orelha o mais fielmente possível, incluindo detalhes como a hélice, a anti-hélice e o lóbulo, assegurando tanto a precisão visual como o conforto.

A fixação de uma prótese auricular pode ser feita através de vários métodos, como a colagem adesiva, a retenção magnética ou, em alguns casos, os implantes osseointegrados. O método osseointegrado consiste na colocação cirúrgica de implantes de titânio no osso do crânio junto à região auricular, o que permite a fixação segura da prótese através de um pilar de ligação. Esta técnica proporciona uma solução mais estável e duradoura em comparação com os sistemas baseados em adesivos, particularmente para os pacientes que possam ter dificuldades com a retenção de adesivos ou que necessitem de uma opção mais duradoura.

O sucesso de uma prótese auricular não depende apenas da precisão da prótese em si, mas também da estabilidade e funcionalidade do sistema de retenção e da capacidade do paciente para manter a prótese. Para além dos seus benefícios estéticos, uma prótese auricular pode também ter um papel funcional, uma vez que pode ajudar a proteger o tecido auricular remanescente de elementos ambientais como a exposição ao sol ou o tempo frio. Em geral, as próteses auriculares constituem uma solução altamente eficaz para as pessoas que procuram restaurar a sua aparência e melhorar a sua qualidade de vida após a perda de um ouvido externo

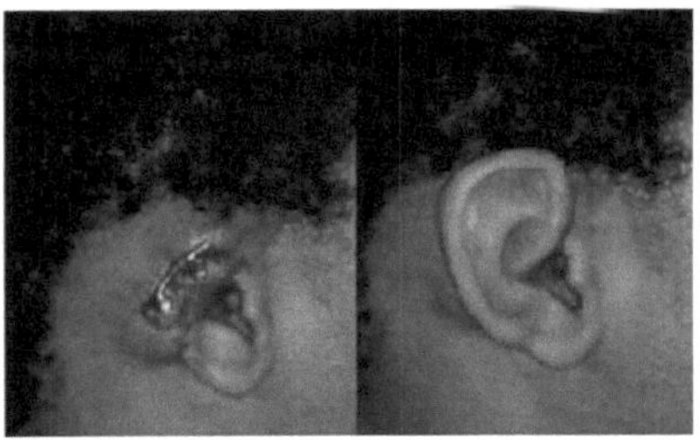

Fig 5: Prótese auricular

PLANO PRÉ-PROTÉTICO

Há três factores envolvidos no planeamento do fabrico de uma prótese: **Comunicação, competência e planeamento cuidadoso do tratamento.**

Independentemente da técnica escolhida para o fabrico de uma prótese auricular, para obter um resultado estético de sucesso, é imperativo que haja uma comunicação adequada entre o anaplastologista e o médico. Para além das competências artísticas e técnicas, o anaplastologista deve possuir um vasto conhecimento das ciências da saúde, como a anatomia da cabeça e do pescoço, a histologia, a fisiologia e a oncologia das radiações.

A área a ser restaurada deve ser examinada minuciosamente. Qualquer marca de tecido existente que possa comprometer o resultado final da adaptação e estética da prótese deve ser removida antes do fabrico da prótese.

O número e a localização dos implantes colocados cirurgicamente determinam se o resultado do tratamento será favorável ou não. Sabe-se, por exemplo, que dois implantes são normalmente suficientes para proporcionar retenção à prótese auricular, sendo colocados mais implantes em caso de dúvida sobre a sobrevivência do implante ou em casos de má qualidade ou volume ósseo insuficiente.

Os implantes devem ser colocados 20 mm distalmente ao centro do meato auditivo externo nas posições das 8 e 11 horas para o lado direito da face e nas posições das 1 e 4 horas para o lado esquerdo. Devem ser utilizados modelos pré-cirúrgicos para orientar o posicionamento dos implantes.

Quando a má qualidade do osso ou o volume ósseo insuficiente compromete a posição ideal do implante e a distância da orelha é inferior a 20 mm, a estética será comprometida por uma prótese com uma concha pouco profunda, uma vez que os implantes ficarão localizados por baixo da mesma.

Se a distância for superior a 25 mm, então a placa de acrílico terá de ser fabricada com uma extensão para que a orelha protética possa ser posicionada corretamente.

Com a posição correta dos implantes (20 mm do canal auditivo e 15 mm entre implantes), a barra de suporte da prótese ficará por baixo da hélice (Fig. 6).

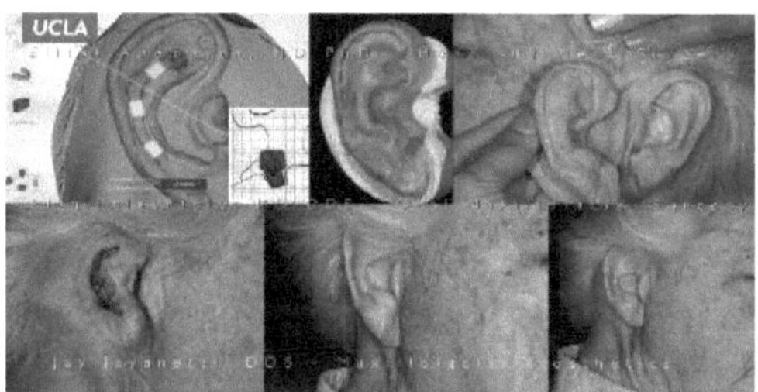

Fig 6: Retenção da prótese auricular

Russell Wang,[19] **1999** afirmou que os procedimentos passo a passo para confirmar as localizações dos implantes auriculares craniofaciais utilizando a tomografia computorizada proporcionam um melhor prognóstico para o tratamento protético dos defeitos auriculares.

Cheng. C. Ansgar et al[1] **1998** descreveram um método de fabrico de próteses auriculares implanto-retidas com a utilização de uma concha termoformada como guia para assegurar uma relação espacial adequada entre a barra de tecido do implante, os elementos de retenção e o contorno externo da prótese auricular.

FABRICO DE PRÓTESES:

1. Impressão e design do bar:

Tal como descrito por BERGSTROM, o primeiro passo consiste em reproduzir informações anatómicas detalhadas sobre a área do defeito e as posições precisas dos pilares.

As coifas de impressão com pinos-guia longos são fixadas aos pilares percutâneos e é aplicada uma camada fina de alginato de baixa viscosidade à volta das coifas e sobre a área onde a prótese será fabricada. É importante não cobrir a coifa de impressão com alginato.

Colocam-se pedaços de gaze sobre a superfície do alginato e, quando o alginato tiver endurecido, deita-se uma camada de gesso de endurecimento rápido sobre o alginato. O gesso fixa as coifas de impressão em posição e também estabiliza o material de impressão de alginato.

Quando a presa do gesso estiver concluída, os pinos-guia são desaparafusados e a impressão é removida. As réplicas dos pilares são ligadas às coifas de impressão e a impressão é moldada em gesso dentário. Assim que o gesso estiver assente, o material de moldagem é removido. O modelo de trabalho do defeito do paciente, com a réplica do pilar agora na mesma posição, direção e altura que as membranas penetrantes da pele, serve de guia preciso para o fabrico da prótese.

Os cilindros de ouro são colocados nas réplicas de pilar do modelo de trabalho e a barra de ouro de 0,2 mm é cortada em três partes e fixada aos cilindros de ouro com resina padrão. Para obter melhores resultados estéticos, posicionar a barra sob a anti-hélice da orelha. Do ponto de vista mecânico, é importante que o cantilever não se estenda mais de 8-10 mm para além dos pilares. Quanto maior for a distância em relação aos pilares, maior será o movimento de flexão aplicado aos implantes, podendo assim comprometer o sucesso a longo prazo.

James C. Lemon e Mark S. Chambers[7] **2002** afirmaram que o sistema de retenção slant-lock para uma prótese implanto-suportada é durável e preciso, proporciona segurança de posicionamento e não compromete a estética da prótese definitiva.

2. escultura

Deve ser dada especial atenção ao esculpir, porque a forma e a textura da prótese serão exatamente iguais ao padrão de cera. Quanto mais detalhes anatómicos forem representados pela escultura, mais realista será a prótese. Para além disso, os bordos finos que se fundem com a pele melhoram o aspeto natural.

3. posicionamento da orelha

A localização do pavilhão auricular protésico é pré-determinada observando primeiro a relação topográfica da orelha normal oposta com as caraterísticas faciais nos casos de reconstrução protésica unilateral e duplicando depois a sua posição no local de reconstrução proposto.

De acordo com Tolleth, três medidas devem estar corretas para se conseguir uma colocação adequada do pavilhão auricular: eixo, nível e distância da órbita.

Eixo

É difícil definir exatamente o posicionamento do eixo, mas pode ser descrito como a "linha de equilíbrio" através da dimensão longa da orelha. Alguns indicam que o eixo é paralelo à ponte do nariz. Uma angulação de 20^0 em relação à posição vertical parece ser satisfatória.

Nível

O nível pode ser avaliado com a cabeça na posição vertical anatómica. A parte mais elevada da hélice situa-se numa linha que coincide aproximadamente com a da sobrancelha, e a parte mais baixa do lóbulo situa-se numa linha na base da columela ou ligeiramente abaixo.

Distância da órbita

A distância ideal entre a prótese e o rebordo orbital lateral é de cerca de um comprimento de orelha, ou seja, 6,5 a 7,5 cm.

4. fazer o molde

Para uma prótese auricular, um molde em três partes parece ser o ideal, pois facilita a pintura intrínseca e a desinflamação.

Uma vez afinada a escultura, a barra é encaixada na placa de acrílico situada na parte de trás da escultura e é vertida pedra dentária, fazendo a primeira parte do molde. Quando o tempo de presa estiver concluído, a segunda parte é feita vertendo pedra dentária até que a parte de trás da hélice e o lóbulo estejam completamente cobertos. A terceira parte é feita mais tarde, vertendo o gesso dentário até que toda a cera esteja coberta. O gesso deve endurecer durante cerca de uma hora antes de o molde ser mergulhado em água quente. A cera é cuidadosamente removida antes de embalar o silicone.

5.Pintura de silicone e embalagem

Desde pigmentos secos a tintas a óleo, existe uma grande variedade de materiais que podem ser utilizados para a coloração de silicones. Além disso, as fibras de rayon são úteis quando se pretende criar veios ou modular a cor.

O silicone deve ser misturado com tinta até que a cor de base corresponda à cor da pele do doente. Nesta fase, é importante verificar a opacidade da mistura. Caso contrário, a cor pode estar correta, mas o reflexo e a refração provocam uma mudança de cor metamérica da prótese sob iluminação diferente. De seguida, todas as outras cores de pele devem ser misturadas. A maior parte da caraterização deve ser feita intrinsecamente, porque qualquer pintura extrínseca é menos durável.

6. acabamento da prótese de ensaio

Superfície externa - depois de todos os sprues e quaisquer outros materiais em excesso terem sido devidamente aparados, a prótese de teste é posicionada no paciente para uma adaptação inicial. É dada especial atenção ao contacto com o tecido, estabelecendo uma periferia final e moldando a prótese para criar um contorno natural e estético com o tecido circundante. Todas as reduções ou alterações de afunilamento são efectuadas com mandris de lixa de vários tamanhos e brocas dentárias.

De acordo com **WIKES** e **WOLFAARDT**

As vantagens da reconstrução protética do ouvido com implantes são

1) Estes são relativamente curtos e exigem menos intervenções cirúrgicas.
2) Os procedimentos em ambulatório são efectuados sob anestesia local.
3) Maior semelhança com o ouvido normal.
4) Fácil substituição ou correção de uma prótese insatisfatória para alguns pacientes.

As desvantagens são:

1) A substituição da prótese é necessária devido à degradação dos materiais de silicone.
2) O paciente necessita de cuidados posteriores regulares.
3) Acompanhamento contínuo para avaliação da pele à volta dos pilares dos implantes.
4) Dificuldade em incorporar a prótese na imagem corporal do doente.

Jhon. F. Wolfaardt. Philip et al descreveram uma técnica de moldagem e fabrico de um molde mestre para produzir uma prótese auricular retida por implante com os seguintes objectivos.

1) Para fazer uma impressão que permita o contacto contínuo com a pele através da margem anterior de silicone.
2) Construir um molde principal que proporcione um espaçamento planeado adequado sob a prótese concluída.
3) Para construir um molde mestre que não exija que a barra relativa seja devolvida ao molde para processamento da prótese.

A técnica é a seguinte:

1) É efectuada uma impressão preliminar com coifas de impressão incorporadas.
2) É fabricada uma subestrutura de resina retida por uma barra relativa e um clip, que é colocada a 1-3 mm de distância da pele.
3) O tabuleiro personalizado de resina autopolimerizável é fabricado e está indexado à subestrutura de resina. Permite uma visualização clara da barra de retenção através da subestrutura de resina, através de uma janela na mesma.

4) O ponto de depressão máxima da pele é determinado através da avaliação do movimento do côndilo da mandíbula sob a pele pré-auricular e do movimento da cabeça, sendo efectuada uma impressão nestas áreas.
5) A posição desejada da prótese é marcada na pele.
6) Uma seringa descartável com a ponta cortada e carregada com massa de silicone não catalisada é utilizada para colocar o material à volta da margem da subestrutura de resina acrílica.
7) A moldeira é pintada com um adesivo e carregada com material de impressão de poliéter, colocada na subestrutura e assentada para encaixar os índices. A relação da barra de retenção pode ser verificada visualizando a subestrutura de resina acrílica através de um corte no tabuleiro.
8) A impressão é recuperada e a área dos tecidos moles sem contacto com os tecidos é identificada e aparada com uma broca.
9) Um fio de aço inoxidável com o diâmetro correspondente ao da barra de retenção é introduzido nos clipes da estrutura de resina. A impressão é encaixotada e vazada.
10) A réplica da barra, o espaçamento dos tecidos moles e o registo dos tecidos moles anteriores são incorporados no molde completo para proporcionar uma margem estética.

CAPÍTULO 11
PRÓTESE ORBITAL

Um defeito orbital pode resultar de anomalias congénitas (como fendas faciais), traumatismos (como ferimentos de bala ou acidentes de viação) ou cirurgia. Apesar dos avanços nas técnicas microcirúrgicas e nas transferências de tecidos livres, a reconstrução cirúrgica por si só não pode restaurar totalmente

área. É necessária uma reabilitação protésica (Fig.7).

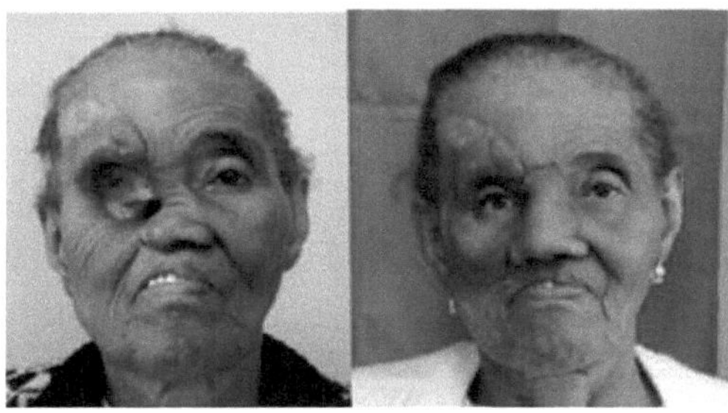

Fig. 7: Prótese orbital

DEFEITO ORBITAL

Um defeito orbital ideal é totalmente envolvido pelo rebordo orbital ósseo, com a sobrancelha a permanecer intacta. O tecido mole que rodeia o defeito deve ser fino e imóvel. A superfície no interior do defeito pode ser coberta com um enxerto de pele ou mesmo com um retalho de tecido livre.

Para defeitos mais extensos, pode ser necessário enxertar osso e tecido mole para restaurar as partes em falta do rebordo orbital, zigoma ou outras partes do terço médio da face antes da colocação do implante. A restauração cirúrgica do contorno pode ajudar a criar uma prótese mais pequena e mais manejável.

ETAPAS DO FABRICO DE UMA PRÓTESE ORBITAL

1. **Colocação do implante**

Os implantes são normalmente colocados no rebordo orbital, mais frequentemente nas áreas superior e lateral. A colocação no rebordo inferior é preferível se a forma do defeito e o acesso o permitirem, uma vez que aumenta a estabilidade e a retenção da prótese. Nos casos de defeitos maiores que se estendem para além do rebordo orbital, os implantes podem ser colocados no zigoma ou na maxila. Mesmo um único implante pode proporcionar uma estabilidade e retenção significativas para a prótese.

Utilização do posicionador cirúrgico

A colocação efectiva dos implantes é orientada por um posicionador cirúrgico, um protótipo em resina acrílica da prótese utilizada durante a cirurgia. Este posicionador ajuda a determinar a colocação ideal dos implantes, indicando o alinhamento correto. O posicionador cirúrgico ajuda a determinar a colocação ideal do implante e serve de guia para selecionar o mecanismo de retenção. Também actua como uma referência que poupa tempo para moldar a prótese final. Além disso, o posicionador ajuda a identificar se é necessária uma cirurgia pré-protética antes da colocação do implante. Na maioria dos casos, o aspeto lateral superior do rebordo orbital pode ter de ser reduzido para posicionar corretamente o implante, mantendo-se dentro das diretrizes do posicionador.

A angulação do implante deve ser geralmente paralela ao plano frontal da face ou ligeiramente para dentro. Uma protrusão excessiva do implante pode perturbar o contorno do posicionador, comprometendo a forma ideal da prótese. Por outro lado, o implante não deve ser excessivamente angulado para dentro, uma vez que isso pode obstruir o acesso para a criação do mecanismo de retenção. Esta questão é particularmente relevante em defeitos mais pequenos e superficiais, especialmente quando foi utilizado um retalho de tecido mole para fechar o defeito.

2. seleção do pilar e

O pilar mais curto, que sobressai 1 a 2 mm acima do nível da pele, deve ser selecionado durante a segunda fase da cirurgia. Isto minimiza o stress sobre o implante, permitindo uma higiene adequada e o acesso à prótese. Um pilar mais curto ocupa menos espaço, dando lugar aos mecanismos de retenção. Durante a segunda fase da cirurgia, um penso de gaze deve ser cuidadosamente enrolado à volta dos pilares e por baixo das capas de cicatrização, assegurando uma adaptação estreita da pele aos pilares e ao osso subjacente.

3. sistemas de retenção

Rubenstein referiu que as próteses orbitais são fabricadas com uma maior variedade de acessórios do que qualquer outro tipo de prótese facial ancorada no osso, incluindo clips, ímanes, pinos esféricos ou combinações destes tipos.

Sistemas de clipe de barra: Proporciona as forças de retenção mais elevadas e oferece uma boa retenção para defeitos grandes, particularmente quando os implantes são colocados apenas no rebordo orbital superior. Quando os implantes estão ligados por uma barra, a carga é distribuída entre eles. Este sistema permite a retenção e o apoio mesmo para além da posição atual dos implantes. São necessários pelo menos dois implantes para este sistema, embora sejam preferíveis três ou mais, dispostos num arco ligeiro, para controlar e distribuir melhor as forças. Uma vez que o sistema de barras ocupa mais espaço do que os ímanes individuais, é essencial garantir que a barra não interfere com a posição ideal da prótese ocular.

A extrema precisão e o ajuste passivo são cruciais para que o sistema de barras não provoque tensão nos implantes. A moldagem e a construção da barra podem ser um desafio, especialmente quando os implantes são excessivamente divergentes (mais de 35°) ou estão amplamente distribuídos à volta do defeito orbital. A retirada assimétrica da prótese pode levar a um aumento da tensão nos implantes.

Ímanes: Os ímanes individuais são fixados a pilares padrão, oferecendo a situação de carga mais ideal. As cargas axiais são mais favoráveis, enquanto as cargas horizontais podem ser mais difíceis de gerir. (Fig. 8). Este sistema é preferido num defeito superficial onde não há espaço suficiente para a construção de barras. É fácil para o paciente colocar e remover a prótese, e a higiene é mais fácil à volta dos pilares autónomos do que quando se utiliza uma barra de ligação. Alguma divergência dos implantes é benéfica, uma vez que proporciona estabilidade à prótese contra forças horizontais. Se este alinhamento não puder ser conseguido com ímanes ligados a pilares padrão, podem ser utilizados pilares de consola. Estes dispositivos permitem o ajuste do ângulo entre os ímanes, ajudando a evitar problemas de deslizamento.

Acessórios de bola: Também podem ser utilizados com implantes individuais, oferecendo uma boa retenção e estabilidade. Tal como os ímanes individuais, ocupam um espaço mínimo atrás da prótese. No entanto, a sua utilização torna-se limitada quando os implantes são divergentes, uma vez que podem criar forças que não se alinham com o eixo dos implantes. Além disso, à semelhança do sistema de clipe de barra, uma prótese com encaixes esféricos pode ser mais difícil de colocar pelo doente do que uma com encaixes magnéticos. Nenhum sistema de retenção único é adequado para todas as situações; cada caso requer uma avaliação cuidadosa para determinar a solução mais adequada.

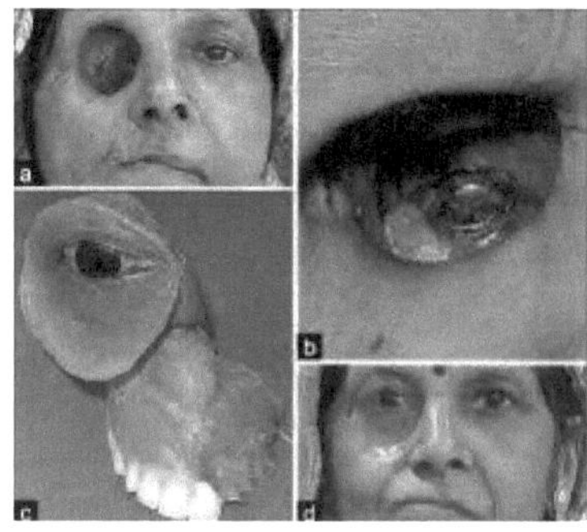

Fig. 8: Ímanes para retenção da prótese orbital

4. Gestão protética de implantes orbitais:

Existem nove passos envolvidos na conceção e fabrico de próteses orbitais ancoradas em implantes:

<u>I) Fabrico da prótese ocular:</u>

A prótese ocular é criada juntamente com o posicionador cirúrgico, uma vez que a sua forma e posição estão intimamente relacionadas com o desenho geral da prótese orbital. Embora possa ser utilizada uma peça ocular de stock, o fabrico personalizado proporciona normalmente os melhores resultados estéticos. Um índice piramidal feito de resina acrílica é incorporado na superfície posterior da ocular para ajudar a registar a sua posição no protótipo de cera, o que é crucial para o processo subsequente de fabrico do molde.

<u>II) Impressões:</u>

A moldagem para uma prótese orbital varia com base na configuração anatómica do defeito orbital, na localização dos implantes e no tipo de sistema de retenção selecionado. A moldagem é normalmente efectuada 8-12 semanas após a ligação dos pilares, permitindo tempo suficiente para o tecido mole cicatrizar e estabilizar, assegurando um ajuste adequado e a adaptação marginal da prótese. Durante este período, o paciente deve manter procedimentos de higiene diários para preservar a saúde dos tecidos moles.

Se não existirem cortes anatómicos significativos no defeito e os alinhamentos axiais dos pilares forem relativamente paralelos e coplanares, o processo de moldagem é simples. Quando são utilizados ímanes individuais para retenção, as Magnacaps são enfiadas nos pilares e os ímanes de transferência são colocados por cima. Estes podem ser fixados com resina de autopolimerização para os estabilizar na impressão.

A impressão pode ser efectuada utilizando hidrocolóide irreversível ou borracha de silicone. Deve incluir todo o terço médio da face para fornecer pontos de referência e marcos adequados para uma escultura precisa. As linhas de orientação são marcadas no paciente com um lápis indelével, que será transferido para o molde para orientar o processo. Depois de a impressão ser removida e desinfectada, são colocadas tampas de laboratório contra os ímanes de transferência e a impressão é vertida no gesso dentário.

Se existirem cortes anatómicos significativos no defeito, ou se os implantes estiverem posicionados de forma divergente, deve ser utilizada uma técnica de moldagem de várias peças para captar com precisão todos os detalhes.

III Conceção e fabrico de placas de resina:

A placa de resina serve para reter os componentes retentivos numa base rígida, proporcionando estabilidade à prótese. Na maioria dos casos, deve ser mantida tão pequena quanto possível para evitar interferir com a colocação da prótese ocular. No entanto, em defeitos maiores, a placa de resina pode ser alargada para fornecer suporte adicional à prótese e assegurar uma melhor conformidade das margens com a pele.

Os ímanes são colocados nas tampas de análogos de laboratório no molde e a cera é utilizada para bloquear o defeito e os pilares. Um rebordo de resina de 1 mm pode estender-se sobre as tampas de análogos de laboratório para proporcionar estabilidade lateral à placa de resina. Se for utilizado um rebordo de resina, é criado um pequeno relevo na cera à volta da tampa do análogo de laboratório. O rebordo retentivo à volta da superfície exterior dos ímanes é deixado exposto, permitindo que a resina encaixe nesta área e ajude a reter os ímanes na placa. A área é delimitada com cera para boxe e a resina acrílica autopolimerizável transparente é vertida sobre a área, cobrindo os ímanes e envolvendo o rebordo de retenção. A espessura da resina deve ser mínima e uniforme para controlar a distorção. Pode ser utilizado um método de aspersão para aplicar a resina, permitindo um melhor controlo sobre a espessura da placa. Em alternativa, pode ser utilizada uma resina incolor de uretano dimetacrilato de cura à luz visível para fabricar a placa. Esta resina é inicialmente curada no molde com uma luz portátil e depois colocada numa unidade de cura para uma cura completa.

Uma vez processada, a placa é moldada para garantir que não interfere com o contorno ideal da prótese. É ajustada no molde e depois experimentada no paciente para verificar o encaixe completo dos elementos de retenção. Se existirem discrepâncias, a placa pode ser seccionada e novamente colocada no doente para garantir a exatidão. É formada uma saliência de 2-3 mm de largura e profundidade à volta da periferia da superfície interna da placa para proporcionar espaço para o silicone envolver a placa. Se for utilizado um sistema de retenção de barra-clipe, a barra é fabricada antes da placa de resina (os cilindros de ouro são fixados aos pilares com parafusos de ouro (Fig. 9). Uma barra de ouro redonda de 1,8 mm de diâmetro é então seccionada e ligada aos cilindros de ouro com cianoacrilato. Nos casos de defeitos maiores, em que a distância entre os implantes excede o comprimento da barra de ouro pré-formada, é utilizado um padrão de jito de cera para fundir a barra. No entanto, as barras fundidas proporcionam geralmente uma menor retenção em comparação com as barras pré-formadas. Depois de a construção barra-cilindro ser removida do molde, é revestida e soldada. Se a remoção da construção da peça fundida implicar o risco de fratura das juntas de cianoacrilato, deve ser considerado um método de retenção alternativo. Uma vez confirmado o ajuste da barra no molde, esta é acabada e polida. A barra é então experimentada no doente para verificar a exatidão. Uma vez confirmado o ajuste, são colocados clips CM rider na barra, assegurando que estão paralelos ao trajeto de inserção. O defeito e a barra são bloqueados , deixando apenas expostas as patilhas de retenção dos clips, e a placa de resina é então fabricada. Depois de a placa ser experimentada, pode iniciar-se a escultura do protótipo em cera.

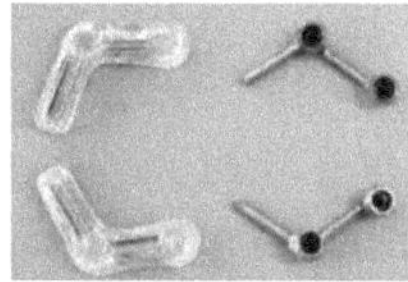

Fig 9: Barra e grampo

IV. Esculpir o protótipo em cera:

Esta fase marca a transição da ciência para a arte. A criação de uma prótese orbital realista requer uma atenção meticulosa à anatomia e aos detalhes da superfície. O contributo do doente e da sua família é essencial durante todo este processo. A utilização de cera colorida para combinar com o tom de pele do doente ajuda tanto o anaplastologista como o doente a avaliar mais eficazmente a forma do protótipo de cera.

Para iniciar a escultura, a prótese ocular é fixada à placa de resina com cera macia, enquanto ambas são posicionadas no molde mestre, com as linhas de orientação a servir de guia. Quando a prótese é transferida para o paciente, a profundidade, a posição e o olhar são avaliados em relação ao olho natural. É adicionada cera para incorporar a placa de resina e o óculo, simulando o tecido mole em falta. A saliência de 2-3 mm no lado do tecido da placa é preenchida com cera, e mais 3 mm de cera são estendidos à volta da superfície indexada da ocular.

Uma ou mais das seguintes ferramentas podem ser úteis na criação do protótipo de cera: posicionador cirúrgico, fotografias, dispositivos de medição (como boleadores e medidores de contorno, paquímetros), conformadores de tecidos, imagens computorizadas e contributos do doente.

Devido à rigidez da cera, é muitas vezes difícil avaliar a extensão marginal e a adaptação da prótese em relação à mobilidade dos tecidos moles. Um auxiliar útil neste processo é o conformador de tecidos. Com os ímanes de transferência no molde, é aplicada uma camada fina de borracha de silicone ao molde, incorporando os ímanes e estendendo-se até à margem proposta da prótese. Quando a borracha estiver vulcanizada, é aplicada uma camada fina de lubrificante solúvel em água na superfície do tecido e o conformador é colocado no doente. O paciente é então instruído a simular funções faciais e expressões normais. Este processo ajuda a determinar se a colocação da marginal necessita de ser ajustada devido a folgas ou deslocações durante o movimento facial, ou se o molde necessita de ser marcado e lixado para garantir uma adaptação perfeita das margens da prótese.

O protótipo de cera deve ser esculpido de forma a tornar a prótese leve com margens finas. Não é necessário um contacto completo entre a cera e o tecido mole do defeito, desde que as margens estejam em contacto. Isto reduz o peso da prótese, assegurando simultaneamente uma adaptação marginal estreita e permitindo algum movimento do tecido subjacente. Deve ser dada especial atenção a áreas como as pálpebras, a carúncula e os cantis, que requerem uma escultura cuidadosa para assegurar uma adaptação e função adequadas.

V. Fabrico de moldes:

É criado um molde de três peças utilizando pedra dentária branca melhorada, consistindo no lado do tecido, ocular e superfície exterior. É tida em consideração a conceção do molde para reutilização, permitindo a produção de uma prótese de substituição sem que o doente precise de ficar sem a prótese atual. Isto é particularmente útil se o doente não puder deslocar-se ao consultório para uma substituição devido a viagens ou problemas de saúde.

Uma vez terminado o protótipo em cera, o seu contorno é marcado no molde com um lápis indelével. É feita uma impressão do defeito, que se estende para além das margens da prótese, utilizando elastómero de silicone duplicado e reforçado com um suporte de gesso. A periferia desta impressão é vazada em gesso, deixando o centro do defeito aberto. São colocadas chaves de registo no lado do tecido do molde para um alinhamento correto.

Os análogos de laboratório das tampas magnéticas são colocados nos ímanes dentro da placa de resina. Se for utilizado um sistema de clipe de barra, cortam-se segmentos de fio de aço inoxidável (do mesmo calibre que a barra de ouro) 4 mm mais compridos do que o comprimento do clipe. As extremidades do fio são cortadas e inseridas nos clips de modo a que 2 mm se estendam para além de cada extremidade do clip. O protótipo de cera é então assente de novo no molde, utilizando a linha de lápis transferida como guia para orientação, e as margens são seladas. Os pormenores da superfície da pele podem ser aperfeiçoados nesta altura.

A pedra é então vertida na parte de trás do protótipo de cera através da abertura do molde. Depois de a pedra ter endurecido, são colocados espaçadores de cera na primeira peça do molde para facilitar a posterior separação do molde.
Aplica-se um separador à superfície da pedra e utiliza-se fita de papel ou cera para encaixar o molde. A parte superior ou a superfície exterior do molde é então vazada. Quando a pedra tiver endurecido, o molde é separado, e o óculo e a placa de resina são removidos. O molde é cuidadosamente limpo com água a ferver e detergente para remover quaisquer resíduos de cera. Antes de fundir a prótese, é utilizado elastómero de silicone para criar um molde da superfície exterior da placa de resina, enquanto esta é posicionada no lado do tecido do molde. O material de impressão é cuidadosamente aplicado com uma seringa à volta dos bordos para capturar a saliência no lado do tecido da placa. Um molde de silicone de duas peças da ocular é então feito e vertido em pedra. Esta reprodução em pedra é utilizada em vez do óculo de resina durante o processamento para o proteger de danos. Estas etapas permitem refazer a placa de resina e a prótese sem a presença do paciente, o que é útil quando é necessário substituir a prótese.

VI. Formulação da cor da pele:

A técnica intrínseca é utilizada para colorir a prótese, o que proporciona um aspeto mais natural, simulando a translucidez da pele e mantendo as texturas da superfície do protótipo de cera para um maior realismo. É utilizado um elastómero de silicone de vulcanização à temperatura ambiente de grau médico para moldar a prótese. Se for necessário efetuar uma prótese revestida de poliuretano, é utilizado um silicone adesivo médico tipo A, em combinação com MDX4-4210. São adicionadas soluções pigmentadas de silicone e caulino para obter a cor e a caraterização desejadas para a prótese. O processo de coloração requer um conhecimento profundo da teoria da cor e a capacidade de combinar e simular uma variedade de tons de pele que reflectem a tez do doente. O processo começa por identificar a tonalidade de base, que representa o tom de pele mais claro subjacente à caraterização da superfície da pele. Isto é conseguido através da medição de quantidades específicas de elastómero de silicone pigmentado e de flocagem de rayon numa almofada de mistura ou num copo de plástico. De seguida, são misturados os esmaltes de sombra, de realce e translúcidos. As amostras de cada cor são colocadas num pequeno pedaço de película de plástico e comparadas com o tom de pele do doente. Uma vez atingidas as cores pretendidas, estas são catalisadas e desgaseificadas. Estas amostras podem ser aplicadas a uma pequena impressão de silicone do molde e vulcanizadas para testar a correspondência de cores antes de a prótese inteira ser moldada.

VII. Processamento da prótese:

Para assegurar uma ligação correta com a placa de resina, esta deve ser primeiro limpa e preparada. A superfície da placa de resina é limpa com acetona para remover qualquer cera, óleos ou contaminantes da superfície. Após a secagem, aplica-se uma camada fina de primário na superfície exterior e na saliência e deixa-se secar durante 20 minutos antes de se efetuar uma segunda aplicação. A placa é então colocada de lado até que o silicone pigmentado esteja pronto para ser moldado. Todas as superfícies do molde devem estar limpas e livres de contaminantes, e deve ser aplicado um separador para evitar a aderência.

Uma vez pintada a parte exterior do molde com as cores de pele catalisadas, a placa de resina é totalmente encaixada com os componentes de retenção no molde e a peça ocular de pedra é colocada. A cor de base é aplicada em todas as superfícies da placa e espatulada no molde para evitar o aprisionamento de ar. O molde é então cuidadosamente montado e lentamente fechado, antes de ser colocado num forno a 90°C durante 2 horas para vulcanizar. As amostras de cada cor são colocadas no forno em pratos de folha de alumínio descartáveis para serem utilizadas como amostras para o registo da fórmula da cor.

Após a vulcanização, o molde é cuidadosamente separado e a prótese é retirada. Qualquer excesso de flash é aparado, a prótese é limpa com água e sabão suave e a prótese ocular é inserida.

VIII. Ajustes estéticos

A prótese é experimentada no doente para avaliar a retenção, o ajuste e a cor. Para ajudar a avaliar a margem correta para o corte, é aplicada uma camada fina de lubrificante solúvel em água no tecido em repouso ou durante os movimentos faciais. As margens são então aparadas com uma tesoura fina. Podem ser efectuados ajustes da cor da superfície utilizando a técnica extrínseca. Além disso, podem ser acrescentadas à prótese caraterísticas faciais como sobrancelhas, pestanas ou patilhas para aumentar a sua dimensionalidade e realismo.

IX. Entrega da prótese

Esta fase pode desencadear uma série de emoções e expectativas por parte do doente. Deve ser reservado tempo suficiente para demonstrar como colocar e remover corretamente a prótese, e o doente deve ser instruído para praticar sozinho. Para evitar a separação da placa de resina, o doente é instruído a inserir a unha do polegar por baixo da parte mais grossa da prótese, perto da placa, para a deslocar do mecanismo de retenção.

O paciente também é aconselhado a não usar a prótese durante o sono. Juntamente com uma demonstração, devem ser fornecidas instruções escritas sobre os cuidados a ter com a prótese, os componentes de retenção e a pele circundante.

CAPÍTULO 12
PRÓTESE NASAL

Uma prótese nasal é um dispositivo feito à medida, concebido para substituir ou reconstruir a parte externa do nariz para indivíduos que o perderam devido a traumatismos, condições congénitas ou procedimentos médicos, como a remoção de tumores ou lesões graves. Estes dispositivos protéticos são concebidos para restaurar a aparência e, em alguns casos, a função do nariz, ajudando a melhorar a qualidade de vida, o bem-estar emocional e a autoestima do indivíduo.

As próteses nasais são normalmente fabricadas a partir de materiais como silicone ou acrílico de qualidade médica, que podem imitar o aspeto e a sensação da pele natural. São concebidas à medida para corresponder às caraterísticas faciais do indivíduo, ao tom de pele e à forma das restantes estruturas nasais. As próteses nasais podem ser usadas externamente, fixadas por adesivos ou suportadas por postes de titânio implantados cirurgicamente que fixam a prótese de forma segura no local.

Estas próteses são essenciais para as pessoas que não podem submeter-se a uma cirurgia reconstrutiva por várias razões ou que preferem uma solução não invasiva. Ao restaurar a simetria facial e ao melhorar a aparência e a função, as próteses nasais desempenham um papel vital na reabilitação psicológica e social dos indivíduos afectados por deformidades nasais.

ETAPAS ENVOLVIDAS NO FABRICO DE UMA PRÓTESE NASAL:

1. preparação cirúrgica para a restauração de próteses nasais

A preparação cirúrgica dos tecidos nasais desempenha um papel crucial na melhoria da cosmética, na execução do tratamento e na retenção da prótese. Embora estes procedimentos devam ser aplicados com base no julgamento do cirurgião, são normalmente seguidas determinadas diretrizes gerais:

Espinha nasal: A espinha nasal deve ser deixada intacta, uma vez que é o único tecido estável na base do nariz.

Tecido Alar: As etiquetas de tecido alar devem ser removidas ou reduzidas. Estas etiquetas podem atuar como alavancas, levantando a prótese quando se afastam da linha média durante os movimentos dos músculos faciais (como o sorriso, a depressão dos lábios ou a careta).
Ossos nasais: Os ossos nasais devem permanecer intactos, tanto quanto possível. Qualquer osso exposto deve ser coberto com um enxerto de pele para facilitar o início dos procedimentos protéticos.

2. gestão dos tecidos moles

É geralmente preferível que as revisões dos tecidos moles sejam efectuadas durante a primeira fase da cirurgia e não na segunda fase. Esta abordagem dá aos tecidos moles tempo suficiente para cicatrizarem e estabilizarem após a cirurgia, o que garantirá a precisão do ajuste protético durante um período mais longo.

3. papel do Anaplastologista

O anaplastologista desempenha um papel essencial na avaliação do movimento dos tecidos moles à volta do defeito nasal e na determinação dos contornos, forma e pontos de contacto com a pele desejados para a prótese. Também é crucial avaliar o espaço disponível sob a prótese para a inserção da estrutura de suporte.
Pode ser fabricado um modelo pré-cirúrgico da prótese nasal, juntamente com um guia de modelo cirúrgico, para ajudar na colocação e inserção precisas dos implantes. Este guia ajuda a garantir que os implantes são posicionados no ângulo correto para uma função e retenção ideais.

4. preparação do doente

O doente deve sentar-se direito numa cadeira normal, numa cadeira de exame de otorrinolaringologia ou oftalmologia, ou numa cadeira de dentista. Esta posição vertical ajuda a evitar a distorção dos tecidos moles da face e facilita a respiração do doente. Além disso, nesta posição, existe uma menor probabilidade de o material de impressão fluir para trás, para dentro da abertura nasal, assegurando uma impressão mais exacta

5. técnica de moldagem nasal

O objetivo de uma moldagem facial é não só reproduzir os contornos faciais, mas também capturar com precisão os tecidos sem distorção. A distorção pode ocorrer devido a uma técnica deficiente, vazios no material ou posicionamento incorreto do doente (como reclinar ou rodar a cabeça e o pescoço durante o processo de moldagem).

Para a maioria dos doentes, o polissiloxano vinílico de corpo leve é o material de impressão preferido. É escolhido em vez do alginato porque não dá a sensação de frio devido à falta de teor de água e proporciona um maior controlo durante a aplicação. No entanto, não deve ser utilizado em doentes com enxertos de pele imaturos no osso ou que tenham sido submetidos a radioterapia, uma vez que pode não proporcionar o nível de precisão ou estabilidade necessário para estas condições. O material de moldagem deve ser misturado rápida e completamente, e depois espalhado uniformemente no terço médio da face do doente, utilizando pequenas espátulas de cimento e seringas compostas. É importante aplicar o material com cerca de 3 mm de espessura, alisando-o suavemente para evitar a criação de linhas "verrugosas".

A impressão deve captar áreas-chave, como o lábio superior até ao vermelhão, o tecido lateral ao pilar do nariz, a área glabelar, ligeiramente acima do rebordo orbital, e o pavimento anterior do antro nasal, onde os implantes serão provavelmente colocados. Antes de o polissiloxano de vinil assentar, é colocada uma camada pré-fenestrada de tecido de acolchoamento de malha de poliéster por cima.

De seguida, aplica-se uma camada fina de gesso de presa rápida para cobrir as fibras expostas e eliminar quaisquer vazios de ar entre as camadas do material de impressão. Esta camada de gesso deve endurecer antes de ser adicionado um reforço de gesso adicional. O gesso deve ser suficientemente espesso para evitar fissuras durante a remoção, mas não tão espesso que provoque distorção.

6. fabrico do modelo em pedra

Antes de deitar o gesso dentário na impressão, aplica-se uma extensão de cera, argila ou gesso no lado do reforço de gesso. Esta extensão deve ultrapassar a área onde os olhos estariam se tivessem sido incluídos, ajudando a criar o espaço necessário para a prótese.

Quando o gesso dentário é vertido na impressão, é intencionalmente deixado fino à volta da área da abertura nasal. Isto assegura que o gesso é mais fácil de perfurar depois de assentar, proporcionando um melhor acesso para ajustes adicionais e trabalho no molde.

7. fabrico do gabarito de montagem

A adaptação de uma prótese facial aos tecidos moles dinâmicos da face é um processo delicado, uma vez que os tecidos faciais, incluindo a pele e os músculos subjacentes, podem sofrer movimentos significativos. A pele pode deslocar-se de milímetros a mais de um centímetro, especialmente em áreas como a ponte superior do nariz, que pode deslizar sob o olho com o envelhecimento ou o movimento muscular.

Se a prótese não tiver em conta corretamente estes movimentos dos tecidos, podem formar-se espaços ou pontos de pressão sob a prótese, particularmente durante as expressões faciais. Embora a prótese possa ainda manter a sua posição, estas lacunas podem comprometer o conforto e a longevidade do encaixe. Após a cura, as próteses de silicone podem ser corrigidas preenchendo as lacunas, mas isto pode criar bordos visíveis e espessos, propensos a delaminação ao longo do tempo. Os pontos de pressão podem ser aliviados perfurando ou cortando o silicone, mas isto pode rasgar a prótese, pondo em risco a sua integridade.

Para evitar estes problemas, um protocolo de fabrico mais eficaz envolve a avaliação da natureza dinâmica do tecido e a conceção da prótese tendo isso em conta antes de fazer o molde. Um modelo de encaixe , criado a partir de uma impressão ou modelação, pode ajudar a simular estes movimentos, permitindo uma melhor personalização e assegurando um encaixe mais preciso que acomode as alterações dos tecidos e minimize as lacunas ou os pontos de pressão na prótese final.

O objetivo do modelo de adaptação é fundamental para garantir o ajuste correto e a funcionalidade da prótese facial. Ele tem as seguintes funções principais:

1. Verificar a exatidão do modelo de gesso: O modelo permite ao anaplastologista verificar o ajuste e o posicionamento do modelo de gesso no rosto do doente.
2. Avaliar a ação muscular e o movimento dos tecidos moles: O modelo ajuda a avaliar a forma como os músculos faciais e os tecidos moles se movem durante as expressões, o que é essencial para conceber uma prótese que se adapte a esses movimentos.
3. Identificar as zonas sensíveis à pressão: A natureza transparente do modelo permite ao anaplastologista observar o branqueamento do tecido, particularmente em zonas como a espinha nasal, e evitar o contacto nessas zonas para prevenir o desconforto.
4. Servir como um revestimento temporário para a escultura em cera: O modelo pode ser utilizado como um guia para assegurar que a escultura em cera está alinhada com as caraterísticas faciais antes de proceder à prótese final.
5. Visualizar o local e o protótipo da prótese: O modelo ajuda a posicionar corretamente a prótese protótipo, assegurando que corresponde à anatomia do doente e que se ajusta corretamente.

Quando a férula é colocada no rosto do doente, qualquer branqueamento do tecido (como na espinha nasal) é imediatamente visível. As áreas sensíveis ou a mucosa não devem entrar em contacto com a prótese. Pode ser utilizada uma caneta de feltro para marcar estes pontos sensíveis no modelo, que pode depois ser transferido para o modelo em pedra. Isto assegura que essas áreas são evitadas ou aliviadas durante o processo de escultura.

Pede-se então ao doente que faça expressões faciais como sorrir, fazer uma careta ou levantar a testa. As áreas em que o tecido se afasta ou se separa do modelo são marcadas, e estas porções são então aparadas. O modelo é ajustado progressivamente até ficar estável mesmo durante as expressões faciais, indicando que o desenho da prótese é funcional, e as áreas de contacto são minimizadas para evitar irritações.

Utilizando este modelo de encaixe, o anaplastologista pode aperfeiçoar a prótese para obter um resultado confortável e esteticamente exato, assegurando que a prótese não causa pontos de pressão ou lacunas durante os movimentos faciais.

Fabrico da escultura em cera Para obter uma prótese confortável, estável e não irritante, a escultura deve ser cuidadosamente concebida tendo em conta o tecido ou defeito circundante. Quer seja utilizada argila ou cera para a escultura, é essencial que o material escolhido facilite a criação de uma prótese que se adapte bem e cause o mínimo de irritação. A cera é geralmente preferida para esculturas nasais devido às seguintes razões

Remoção limpa: A cera pode ser facilmente fervida para fora do molde, garantindo um processo limpo sem o risco de contaminação do material residual. Isto é particularmente importante quando se utilizam silicones curados com platina, uma vez que os óleos ou o enxofre da argila podem interferir com o processo de cura destes silicones.

Precisão: A cera permite obter detalhes finos e ajustes fáceis durante o processo de escultura, o que é essencial para criar uma prótese que se adapte corretamente e pareça realista.

A argila pode ser utilizada como alternativa, mas pode apresentar desafios. O enxofre e os óleos presentes em alguns tipos de argila podem deixar resíduos que podem afetar a ligação e a cura dos materiais de silicone, comprometendo potencialmente a qualidade da prótese.

Uma vez formada a escultura, é dada especial atenção ao seu ajuste, assegurando que segue de perto os contornos do tecido, proporcionando retenção e evitando pontos de pressão. A prótese final deve ser confortável, esteticamente agradável e funcional, acomodando o movimento dos tecidos circundantes sem causar irritação.

Fabrico da guia de colocação do implante Uma vez concluída a escultura em cera, esta pode ser reproduzida em materiais como o acrílico ou o polipropileno para ser utilizada como guia durante a cirurgia de colocação do implante. Estes materiais são escolhidos pela sua durabilidade e pela sua capacidade de fornecer uma referência para a colocação correta do implante e do encaixe da prótese.

Técnicas de reprodução do modelo de cera

1. Técnica de molde em acrílico:

É feito um molde de duas peças a partir da escultura de cera e do seu modelo, utilizando silicone reforçado. A resina acrílica transparente de cura a frio é vertida no molde e curada, resultando numa réplica acrílica sólida da escultura de cera. Após a cura, o modelo acrílico é aparado para refinar a sua forma e garantir que pode ser utilizado com precisão no procedimento cirúrgico. Esta técnica é particularmente útil porque fornece informações sobre as vias aéreas e as zonas de relevo especial (zonas onde a prótese tem de se ajustar bem ao tecido sem causar pressão), bem como a espessura da parede da prótese.

2. Técnica de formação de polipropileno sob vácuo:

Em alternativa, pode ser feita uma impressão da escultura de cera assente no modelo de pedra. O polipropileno é então moldado a vácuo sobre este molde para criar um modelo de referência cirúrgico. Esta segunda técnica é particularmente valiosa para obter informações sobre a forma externa da escultura, uma vez que ajuda a visualizar os contornos da superfície e o tamanho da prótese.

Esterilização e utilização de

Após a criação do modelo (seja em acrílico ou polipropileno), este é esterilizado para ser utilizado como referência durante a cirurgia de implantes.

O mesmo modelo ou escultura em cera também pode ser utilizado posteriormente no desenvolvimento da estrutura de retenção e da placa de retenção para a prótese final. Isto assegura que os componentes protéticos se alinham com as necessidades anatómicas do paciente, ajudando na colocação precisa e funcional da prótese nasal definitiva.

Colocação do implante e ligação do pilar

O local ideal para a colocação de implantes na restauração protética nasal é o pavimento nasal anterior, uma vez que permite um suporte e retenção óptimos da prótese. Este local é estrategicamente escolhido para evitar a interferência com as raízes dos dentes maxilares anteriores, o que poderia complicar a colocação ou afetar a longevidade do implante.

Considerações sobre a colocação de implantes

1. Evitar as zonas glabelares e maxilares laterais:

A região glabelar (a área entre as sobrancelhas) e as zonas laterais do maxilar são geralmente más escolhas para a colocação de implantes, uma vez que o hardware externo e a estrutura utilizada para a retenção interfeririam com o aspeto estético e a formação do nariz, levando a que o hardware ficasse visível ou a um contorno não natural.

2. Tempos de cicatrização e osteointegração:

As condições normais de cicatrização requerem normalmente 3 a 4 meses entre a colocação do implante e a ligação do pilar para permitir uma osteointegração adequada, em que o implante se funde firmemente com o osso.

Nos tecidos irradiados ou nos tecidos afectados pela radioterapia, é necessário um período de cicatrização mais longo, de 6 a 8 meses, para a osteointegração, devido ao comprometimento da capacidade de cicatrização.

3. Conexão do pilar e cicatrização dos tecidos periabutmentais:

Após a ligação do pilar, são necessárias mais 4 a 6 semanas para a cicatrização completa dos tecidos periabutment (os tecidos moles que rodeiam o implante),

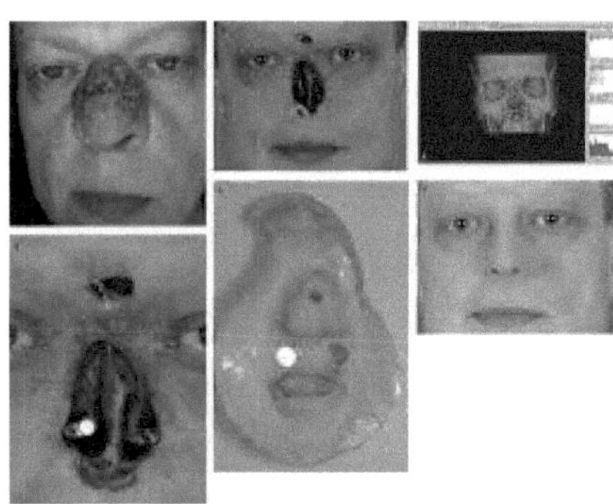

Fig10: Ligação do pilar

Impressão pós-cirúrgica do implante

Esta passagem fornece instruções detalhadas para a realização de uma moldagem pós-cirúrgica de implantes, centrando-se na técnica e nos materiais adequados para o registo exato das localizações dos implantes num modelo de gesso do terço médio da face. Segue-se um resumo dos pontos-chave:

1. Preparação: Antes de começar, devem ser removidos quaisquer resíduos de muco e a abertura nasal deve ser ocluída com gaze humedecida para evitar a aspiração de componentes de hardware durante o processo de impressão.

2. Materiais: Os materiais de impressão adequados incluem o alginato, o polissulfureto de corpo leve e o polissiloxano de vinil de corpo leve, todos eles reforçados com gesso. A escolha do material depende do estado dos tecidos:

- Alginato: Preferido para casos com enxertos de pele extensos ou tecidos finos à volta dos pilares dos implantes (como nos implantes auriculares ou nasais).
- Polissulfureto e Polissiloxano de Vinilo: Recomendado quando não foi efectuado um enxerto recente, particularmente no nariz, uma vez que estes materiais podem levantar os enxertos devido à sua tensão superficial.

3. Procedimento de impressão:

As coifas de transferência são fixadas aos pilares com parafusos de transferência longos, assegurando que os componentes de hardware estão corretamente articulados.

A impressão deve capturar a superfície anterior do septo (se presente), juntamente com os tecidos periabutment e perinasal, uma vez que esta informação espacial é crucial para a conceção da estrutura do implante.

O vinil poli-siloxano ou polissulfureto deve ser extrudido à volta dos pilares e das coifas de transferência, estendendo-se 10 mm para além dos pilares. A impressão deve ser isenta de bolhas para garantir um registo preciso.

A moldagem é reforçada com gesso, assegurando que os parafusos de transferência ficam livres do gesso para permitir o seu desaparafusamento depois de a moldagem assentar.

4. Etapas finais:

Depois de a impressão estar definida, os parafusos de transferência são desapertados e o análogo do pilar de latão

Conceção e fabrico de estruturas

Esta passagem fornece orientações importantes para a conceção de uma estrutura de prótese nasal, enfatizando considerações funcionais, integridade estrutural e necessidades do paciente. Aqui está um resumo das principais considerações e etapas do projeto para garantir uma estrutura bem-sucedida:

Considerações sobre a conceção do quadro:

1. Disponibilidade de espaço:

Deve haver espaço suficiente por baixo da escultura para a estrutura, incluindo espaço para sistemas de retenção, tais como placas de fixação ou magnéticas.

2. Vias respiratórias:

A conceção da estrutura deve garantir que existe espaço suficiente nas vias respiratórias para evitar obstruções, permitindo uma respiração confortável.

3. Acesso para limpeza:

Deve ser assegurado um acesso adequado para a limpeza dos tecidos periabutmentais e da cavidade nasal, garantindo a higiene e a manutenção.

4. Extensão do quadro:

O comprimento da extensão da estrutura a partir dos pilares deve ser considerado, bem como a necessidade de estabilização das travessas para garantir que a estrutura é segura e estável.

5. Projeção no plano coronal:

A projeção da estrutura em relação ao rosto deve ser considerada, garantindo que se alinha corretamente com os contornos faciais e não cria uma aparência não natural ou desconfortável.

6. Movimento dos tecidos faciais:

O desenho deve ter em conta o movimento do tecido facial, uma vez que este pode afetar o ajuste ou a retenção da prótese nasal ao longo do tempo.

7. Facilidade de aplicação e necessidades dos doentes:

A conceção deve garantir que a prótese possa ser facilmente aplicada pelo doente ou por um prestador de cuidados e deve corresponder às capacidades do doente

Esta passagem discute o design e as estratégias de retenção para as próteses nasais, particularmente as vantagens do clip da linha média e da retenção da estrutura. Segue-se um resumo dos pontos-chave:

8. Conceção do quadro:

A estrutura das próteses nasais é tipicamente fundida em metal e concebida em forma de "Y" invertido, com uma travessa na parte mais larga do "Y", perto dos pilares. Este desenho é escolhido pela sua resistência e benefícios funcionais.

Vantagens do design em forma de Y:

1. Maximiza o fluxo de ar: O design permite um fluxo de ar bilateral máximo, assegurando que o paciente pode respirar confortavelmente através de ambas as passagens nasais.

2. Orientação do grampo: A estrutura permite a orientação vertical e horizontal do clip, evitando a aplicação incorrecta da prótese facial.

3. Acesso para higiene: O desenho assegura um acesso adequado à cavidade nasal e aos tecidos periabutmentais, facilitando a manutenção de uma higiene correta.

9. Clipes de retenção preferidos:

Os clipes CM Rider são recomendados para utilização com uma barra Hader. Estes clipes são resistentes e retentivos e podem ser apertados se se soltarem após uma utilização prolongada.

Fabrico da placa de fixação

a). Fixação da estrutura:

A estrutura é primeiro fixada ao modelo pós-implante. Bloqueio dos cortes inferiores: As áreas sob a barra são bloqueadas com cera ou massa de silicone para evitar que o acrílico as preencha, assegurando um ajuste suave e preciso.

b) Colocação de clips:

É colocado um clip na haste vertical e outro na travessa horizontal da estrutura. Estes clipes ajudarão a reter a prótese de silicone.

c) Encapsulamento acrílico:

Após a cura, a estrutura é desarticulada da barra, e o acrílico é moldado e aparado para garantir o seu correto encaixe.

d) Alívio entre clipes:

É criado um espaço de alívio entre os clips e é feito um orifício na extensão dorsal do acrílico. Isto proporciona espaço para que a prótese de silicone prenda firmemente a placa de clipes.

e) Ajustamentos finais:

O tamanho e a forma da placa de fixação são verificados em relação à escultura peri-implantar ou ao modelo cirúrgico para garantir a exatidão. Isto permite uma reprodução consistente da placa de clipe em futuros fabricos de próteses.

Retenção na linha média vs. lateral:

A retenção na linha média é preferível à retenção lateral por várias razões:

a) Movimento dos tecidos faciais: A retenção na linha média acomoda melhor o movimento do tecido facial porque evita o endurecimento da prótese, que pode acontecer se um clip ou íman for colocado perto da face lateral (lateral).

b) Áreas de prótese mais espessas: Os dispositivos de retenção (como clips ou ímanes) acrescentam espessura à prótese. Se estes dispositivos forem colocados lateralmente, o silicone espesso à volta do clip reduz a capacidade da prótese para se mover com os tecidos faciais, levando a um potencial desconforto e irritação devido à compressão ou abrasão dos tecidos.

c) Estabilidade: A fixação lateral também pode aumentar o risco de a prótese se deslocar, uma vez que o silicone rígido pode ser mais suscetível de ser empurrado pelos movimentos dos músculos faciais perto dos lábios

Em contraste, com a fixação na linha média, a parte mais espessa da prótese está localizada centralmente, permitindo que as extensões de silicone em direção aos tecidos faciais sejam mais finas. Isto reduz a probabilidade de irritação e permite uma melhor adaptação ao movimento dos tecidos.

Fluxo de ar bilateral: A retenção na linha média preserva o fluxo de ar através de ambas as narinas, assegurando que o fluxo de ar não é obstruído.

10.Íman:

Os ímanes podem ser incorporados na estrutura metálica fundida, mas têm de ser suficientemente fortes, utilizando normalmente ímanes de samário-cobalto de terras raras revestidos a Teflon. No entanto, os ímanes têm alguns inconvenientes:

1. Volume: Os ímanes podem tornar a estrutura volumosa, o que pode ser problemático se o espaço for limitado.

2. Risco de desalojamento: Os ímanes podem desalojar-se devido a forças laterais sobre a prótese projectada.

3. Degradação: Os ímanes podem degradar-se a altas temperaturas, o que pode afetar a sua eficácia a longo prazo.

Sistema de ímanes alternativo:

As cápsulas magnéticas e os ímanes Technovent Limited ou Fator II Supra Abutment oferecem uma solução alternativa que não requer uma estrutura. Estes sistemas podem ser preferidos em alguns casos devido ao seu design mais simples e menos complicações com o volume ou deslocamento.

Fabrico do clip ou da placa magnética

11)Fabrico da placa magnética:

a) **Garantir a segurança do quadro:**

A estrutura do íman é fixada no modelo.

b) Adaptação da escultura ao modelo pós-implantação e incorporação do clip de retenção

Esta passagem descreve os passos para a fabricação de uma prótese nasal ancorada no osso, enfatizando o processo de fixação da prótese utilizando a retenção ancorada no osso, que é eficaz mesmo quando há falta de suporte ósseo ou a presença de tecidos móveis ou húmidos. Segue-se uma descrição das etapas envolvidas

Passos no fabrico de retentores ancorados em osso:

a) Estabelecimento da relação entre a barra e o tecido facial:

O primeiro passo é estabelecer a forma como a barra (estrutura) se relacionará com o tecido facial, tanto no modelo como no doente. Isto assegura o ajuste e o alinhamento adequados, tendo em conta os contornos do rosto e a estrutura anatómica do local do implante.

b) Adaptação da escultura ao molde mestre:

O segundo passo envolve a adaptação da escultura (modelo protético) ao molde mestre. Isto assegura que a prótese será ajustada à medida da estrutura facial e do sistema de implantes do indivíduo.

c) Remoção de pedras da parte de trás do modelo na área central da via aérea:

O terceiro passo consiste em remover a pedra (normalmente gesso) da parte de trás do modelo, particularmente na área central das vias respiratórias. Isto é feito para permitir o acesso visual e a aproximação à escultura pela parte de trás. Permitir uma inspeção minuciosa da articulação da escultura na estrutura, uma vez feita a ligação da placa de fixação, assegurando que o ajuste e a função estão corretos antes de finalizar a prótese.

d) Incorporação da placa de fixação no modelo:

O quarto passo envolve a integração da placa de fixação no modelo, que servirá como mecanismo de retenção para a prótese. Esta placa de fixação ajuda a fixar firmemente a prótese ao sistema de ancoragem óssea, assegurando um ajuste estável e funcional.

Etapas laboratoriais do fabrico de uma prótese nasal

a) Fabrico de moldes

Esta passagem fornece uma visão geral detalhada dos objectivos, técnicas e passos envolvidos no fabrico de moldes para próteses de silicone ancoradas no osso. Descreve o processo desde a criação do molde até ao enchimento com silicone, bem como o ajuste final e a aplicação no doente. Segue-se um resumo dos pontos principais:

Objectivos do fabrico de moldes:

Os principais objectivos ao fabricar moldes para próteses de silicone ancoradas no osso são:

1. Precisão: O molde deve produzir próteses que sejam exactas e se adaptem bem.

2. Simplicidade: O projeto do molde deve ser simples e isento de complexidade desnecessária.

3. Resistência: O molde deve ser durável para utilização repetida.

4. Evitar cortes inferiores que bloqueiam o molde: O molde não deve ter rebaixos que impeçam a fácil desarticulação.

5. Replicação múltipla: O molde deve poder ser utilizado para múltiplas réplicas de próteses.

6. Chaveamento de peças: Nos moldes com várias peças, cada unidade deve ser encaixada no lugar para facilitar a montagem e a desmontagem.

Quatro abordagens ao fabrico de moldes:

Existem quatro abordagens para o fabrico de moldes para próteses de silicone ancoradas no osso, e a escolha da técnica depende da complexidade da estrutura e do desenho do molde.

Objectivos gerais para as técnicas de moldagem:

Independentemente da técnica específica, devem ser atingidos os seguintes objectivos

1) **Bordos de silicone finos:** A prótese deve ter bordos finos para garantir um aspeto e função naturais.

2) **Ajuste exato:** A prótese de silicone deve ajustar-se de forma funcional e confortável ao doente.
3) **Registo da placa de fixação**: O molde deve registar com precisão a posição da placa de fixação na barra de retenção.
4) **Sem aprisionamento de pedras**: O molde deve ser concebido de forma a que a estrutura não fique presa na pedra.
5) **Montagem exacta**: Todas as partes do molde devem encaixar corretamente sem balançar e devem ser fáceis de separar.
6) **Remover o excesso de detalhes da pele**: Para evitar irritações, os detalhes desnecessários da pele no lado do defeito do molde devem ser removidos.
7) **Molde reutilizável**: O molde deve ser suficientemente durável para múltiplas utilizações.

b) Preparação do molde

O molde é cozido, limpo e depois preparado com um separador de silicone antes de ser embalado com silicone.

Embalagem do molde com silicone:

Antes de embalar o molde, devem ser dados os seguintes passos:

1) **Primário adequado:** O primário correto deve ser combinado com o silicone utilizado.
2) **Remoção de ar:** É importante remover o ar ou engrossar o silicone através do congelamento ou da adição de thixo (Fator II) ao silicone catalisado, garantindo um resultado sem bolhas.
3) **Coloração intrínseca:** Para obter a cor mais natural possível na prótese, a coloração intrínseca deve ser aplicada ao molde em camadas para imitar a histologia da pele e do tecido subcutâneo. A caraterização externa pode ser utilizada para efetuar ligeiros ajustes de cor após o processo de moldagem.

c) Processo de pós-moldagem:

- **Limpeza da placa de fixação:** A placa de clipe é retirada do molde e limpa cuidadosamente com acetona para remover qualquer cera residual. Em seguida, é cortada e deixada a repousar durante a noite ou colocada num forno quente durante algumas horas.

- **Embalagem e cura:** A placa de fixação é então colocada na barra de retenção do molde, e o silicone colorido catalisado é embalado no molde. O silicone é deixado a curar.

d) Ajuste final e aplicação no paciente:

1) **Remoção da prótese:** Após a polimerização, a prótese é removida do molde e a barra de retenção é limpa.
2) **Aparar e assentar:** A prótese é aparada e assente na barra de retenção. Deve ser confortável e impercetível para o doente.
3) **Ajustar o ajuste:** Se a prótese estiver demasiado apertada, podem ser utilizadas brocas de silicone para aliviar a pressão na parte de trás.
4) **Caracterização externa:** Se forem necessários ajustes de cor adicionais, estes podem ser efectuados enquanto a prótese está no paciente.

CAPÍTULO 13

GESTÃO DE ACOMPANHAMENTO DE IMPLANTES E PRÓTESES

A gestão do acompanhamento desempenha um papel crucial na manutenção da saúde dos implantes ancorados no osso, dos tecidos moles circundantes e da própria prótese. Embora as próteses faciais ancoradas no osso ofereçam inúmeras vantagens, requerem mais cuidados e atenção por parte do paciente em comparação com as próteses fixadas com adesivo. Por conseguinte, é essencial que tanto o doente como o profissional de saúde compreendam o seu papel na garantia da longevidade e funcionalidade do implante e da prótese.

Etapas da gestão de acompanhamento:

1. Cuidados contínuos:

O doente deve seguir um regime rigoroso de cuidados domiciliários para evitar complicações como infecções ou irritações no local do implante. Isto envolve a limpeza da área do implante, o cuidado com os tecidos moles circundantes e a manutenção da prótese e dos mecanismos de retenção.

2. Responsabilidade do doente:

O doente tem de estar ciente da responsabilidade que tem no cuidado da sua prótese, especialmente porque as próteses ancoradas no osso requerem mais atenção do que as mantidas no lugar por adesivos. Isto inclui a limpeza e manutenção regulares da prótese e dos componentes do implante, assegurando uma higiene adequada dos tecidos moles à volta dos implantes para evitar infecções e prestando atenção a qualquer desconforto, irritação ou sinais de complicações no local do implante.

3. Visitas regulares de controlo:

As consultas de acompanhamento regulares com o profissional de saúde são essenciais. Estas consultas ajudam a monitorizar o estado dos implantes, dos tecidos moles e da prótese, permitindo a identificação precoce de quaisquer problemas potenciais.

Durante estas visitas, a prótese pode ser verificada quanto à sua adaptação e funcionamento, e podem ser efectuados quaisquer ajustes necessários para melhorar o conforto e a aparência.

4. Educação e comunicação:

A comunicação clara sobre a importância dos cuidados de acompanhamento deve ocorrer antes do início do tratamento. O doente deve compreender perfeitamente o compromisso exigido para os cuidados domiciliários e as visitas regulares do profissional para garantir a longevidade da fixada ao osso

CUIDADOS DOMICILIÁRIOS APÓS A LIGAÇÃO DO PILAR

A gestão de acompanhamento das próteses ancoradas no osso começa assim que os pilares são colocados, após o período de cicatrização inicial e quando os pensos cirúrgicos já não são necessários. Os cuidados contínuos centram-se na manutenção da saúde dos implantes e dos tecidos circundantes. Seguem-se as principais etapas do processo de gestão do acompanhamento:

1. Limpeza diária da zona do pilar:

Limpeza do pilar: O doente deve ser instruído para limpar diariamente a área do pilar para remover material celular, detritos ou qualquer acumulação da interface entre o epitélio e o pilar.
Ferramentas de limpeza: Pode ser utilizada uma escova de dentes macia, com cerdas de nylon nas extremidades, uma escova dentária interproximal ou um cotonete para limpar a área.
Hidratação: Antes da limpeza, a área deve ser humedecida com uma mistura de peróxido de hidrogénio e água. Isto ajuda a amolecer os detritos secos e facilita a limpeza.

2. Controlo regular pelo prostodontista:

Estabilidade do pilar: Durante as visitas regulares programadas para o fabrico da prótese, o protésico deve monitorizar a estabilidade do pilar e a saúde dos tecidos moles à volta do implante.
Avaliação da saúde: O protésico irá verificar se existem sinais de infeção, irritação ou instabilidade nos tecidos circundantes, assegurando que a área está a cicatrizar corretamente e permanece saudável.

3. Verificação do aperto do pilar:

Controlo do binário: Ao verificar o aperto do pilar, deve ser utilizada uma pinça no corpo do pilar. Isto proporciona um contra-torque para evitar que seja aplicada uma força excessiva no próprio implante durante o processo de aperto.

- **Desapertar o pilar:** Se o pilar estiver solto, é crucial verificar se está totalmente assente antes de o voltar a apertar. Isto assegura que o pilar está corretamente alinhado e que não é colocada tensão no implante.
- **Suporte do pilar:** A utilização de um suporte de pilar durante este processo ajuda a garantir a precisão e a segurança na manipulação do pilar.

CUIDADOS NO DOMICÍLIO APÓS A COLOCAÇÃO DA PRÓTESE

No dia em que a prótese é entregue ao paciente, deve ser atribuído tempo suficiente para fornecer instruções detalhadas sobre como colocar e remover a prótese corretamente, bem como sobre a manutenção da prótese, dos pilares e das áreas de pele circundantes. Devem ser fornecidas instruções verbais e escritas, e o protésico deve demonstrar cada passo.

Instruções para a colocação da prótese:

1. Assegurar que os elementos de retenção são activados:

Ao colocar a prótese, o doente deve certificar-se de que os elementos de retenção (tais como clipes, ímanes ou encaixes de bola/pino) dentro da placa de resina acrílica estão totalmente encaixados. Isto assegura que a prótese está bem assente e permanece no lugar durante o uso.

Instruções para a remoção da prótese:

2. Técnica de remoção correta:

Os doentes devem ser ensinados a remover a prótese cuidadosamente para evitar danificar as margens finas ou causar a separação da borracha de silicone da placa de resina. No caso de próteses auriculares ou nasais, o doente deve agarrar uma parte mais grossa da prótese e soltar lentamente os elementos de retenção. Esta técnica deve ser demonstrada e praticada várias vezes. No caso de uma prótese orbital, a margem externa deve ser levantada suavemente até que uma porção mais espessa possa ser agarrada para remover a prótese.

Limpeza da prótese:

1. Limpeza nocturna:

A prótese deve ser retirada e limpa todas as noites. Os doentes devem lavar primeiro as mãos para evitar contaminar a prótese durante o manuseamento. A prótese deve ser limpa suavemente com uma escova de dentes macia de cerdas de nylon e água e sabão suave. Deve ter-se especial cuidado para não danificar ou desalojar quaisquer pêlos faciais simulados, tais como patilhas, pestanas, sobrancelhas ou bigodes. No caso das próteses orbitais, deve evitar-se o uso de álcool na limpeza, uma vez que pode causar fissuras (rachas finas) na superfície da prótese ocular.

2. Secagem e armazenamento:

Após a limpeza, a prótese deve ser seca com uma toalha e armazenada num recipiente coberto, como um copo de dentadura ou semelhante. A prótese deve ser armazenada longe do calor extremo ou da luz solar direta, que podem levar à degradação e descoloração do material.

Calendário de acompanhamento:

1. Primeira visita de acompanhamento:

Tempo: Uma semana após a entrega da prótese.

Objetivo: Avaliar o estado da prótese, dos implantes, dos pilares e a saúde da pele.

2. Visitas subsequentes:

Visita de 1 mês: Avaliar a prótese e a saúde dos tecidos após o período de adaptação inicial.Visita de 3 meses: Avaliar qualquer desgaste a longo prazo ou problemas com a retenção e integridade dos tecidos.Intervalos regulares de 6 meses: Monitorização contínua da saúde dos implantes, da prótese e dos tecidos circundantes.

Áreas a avaliar em cada visita de acompanhamento:

1. Condição da prótese: Retenção: Assegurar que a prótese está bem fixa no sítio, sem sinais de afrouxamento.

- **Rasgões marginais:** Verificar se existem rasgões ou danos ao longo das margens da prótese, que possam comprometer o seu ajuste.
- **Delaminação:** Verificar se existe alguma separação entre a borracha de silicone e a placa de resina.
- **Fratura da placa de resina:** Procure qualquer quebra ou fissura no material de resina.
- **Descoloração:** Monitorizar quaisquer alterações na cor da prótese que possam indicar degradação.

2. Componentes de retenção:

Verificar o aperto e a estabilidade: Certifique-se de que todos os componentes de retenção (tais como clipes, ímanes ou esferas/estacas) estão intactos e firmemente fixados aos pilares e implantes. Afrouxamento ou perda: Examine a existência de qualquer afrouxamento ou perda de componentes de retenção, o que pode afetar o ajuste e a função da prótese.

3. Implantes e pilares:

- **Aperto:** Os pilares devem ser verificados quanto ao seu correto assentamento e aperto para evitar qualquer tensão ou afrouxamento.
- **Estabilidade:** Assegurar que os pilares e os implantes permanecem estáveis e seguros dentro do tecido.

4. Saúde dos tecidos moles:

Estado dos tecidos moles: Avaliar a saúde dos tecidos moles circundantes, verificando se existem sinais de irritação, infeção ou inflamação. Assegurar que a cicatrização dos tecidos está a progredir bem e que não há desconforto para o doente.

Objetivo da gestão de acompanhamento:

Assegurar a função da prótese: Os acompanhamentos regulares asseguram que a prótese permanece funcional, com uma retenção segura e um ajuste correto.

- **Monitorizar a saúde dos tecidos:** As avaliações contínuas dos pilares, implantes e tecidos circundantes ajudam a evitar complicações como infecções ou irritações.
- **Cuidados com a prótese a longo prazo:** A monitorização contínua é fundamental para resolver quaisquer problemas precocemente e garantir que a prótese continua a satisfazer as necessidades do doente ao longo do tempo.

Ao aderir a este plano de acompanhamento e ao verificar regularmente a prótese, os pilares e os tecidos moles, é possível manter o sucesso e o conforto a longo prazo da prótese facial ancorada no osso.

Gestão das complicações da prótese

Elementos de retenção

Com o passar do tempo, os ímanes ou os encaixes de bola e pino podem perder a sua capacidade de retenção devido ao desgaste. Para garantir a retenção adequada e o ajuste seguro da prótese, pode ser necessário substituir periodicamente estes componentes. Aqui está um guia para a substituição destes componentes de retenção:

Passos para a substituição de componentes de retenção:

1. Remover o componente de retenção do pilar:

a) Desaperte o componente: Utilize a ferramenta de encaixe adequada para desaparafusar o componente de retenção do pilar.

b) Grampo do pilar: Durante este processo, coloque um grampo de pilar no pilar para evitar que este se solte ou se solte. Isto assegura que o pilar permanece firmemente no lugar enquanto remove o componente de retenção.

2. Desapertar o componente de retenção na placa de resina:

a) Esmerilhar à volta do componente: Utilize uma pequena broca redonda de laboratório para esmerilar cuidadosamente à volta do componente retentivo incorporado na placa de resina. Isto irá soltar o componente do acrílico.

Tenha cuidado para não danificar as áreas circundantes de acrílico ou silicone durante este passo.

3. Assentamento da nova componente de retenção:

a) Colocar o novo componente: Insira o novo íman, esfera ou acessório de perno na placa de resina.

Fixação com resina de autopolimerização: Fixar o novo componente com resina autopolimerizável de polimetilmetacrilato. Este tipo de resina cura sem calor, o que a torna adequada para procedimentos delicados envolvendo próteses.

4. Verificar o posicionamento:

a) Assentamento no molde principal: Para garantir que o novo componente retentivo está corretamente posicionado, assente a prótese no molde principal durante o processo de polimerização. Isto ajudará a manter a posição correta do componente à medida que a resina cura. Se o clipe, o íman, a bola ou o pino se soltarem ou saírem da placa de resina, podem ser novamente fixados com resina autopolimerizável da mesma forma que a descrita anteriormente para substituir um acessório na placa de resina.

MARGENS DA PRÓTESE

1. Reparação de rasgões com dispersão de A-6400:

- **Material:** Utilize A-6400 Dispersion para reparar um rasgão na margem da prótese. Este material é suficientemente forte para reparar o rasgão sem a necessidade de quaisquer materiais de reforço que possam tornar a margem mais espessa.
- **Procedimento:** Voltar a colocar a prótese no molde principal para assegurar o posicionamento correto durante a realização da reparação.
- **Aplicação:** Aplicar a Dispersão A-6400 no rasgão, assegurando o seu correto preenchimento e o restabelecimento da margem. Deixar curar de acordo com as instruções do fabricante

Reparação da delaminação da placa de resina da prótese de silicone:

1. Preparação da superfície:

Desbaste da placa de resina: Utilize uma broca para desbastar cuidadosamente a superfície da placa de resina onde ocorreu a delaminação. Este desbaste ajuda a criar uma melhor superfície de ligação para o adesivo.

Limpar a superfície: Após o desbaste, limpe a superfície com acetona para remover quaisquer detritos, óleos ou resíduos. Este passo garante uma melhor aderência dos materiais.

Aplicar o primário na superfície da resina: Aplicar um primário adequado na superfície de resina rugosa para melhorar a ligação entre o silicone e os materiais de resina.

2. Recolocação do silicone na resina:

Utilizar o Adesivo Médico de Silicone Tipo A: Aplique o Adesivo Médico de Silicone Tipo A na superfície de resina preparada. Este adesivo de silicone de grau médico foi concebido para restabelecer a ligação entre a borracha de silicone e a placa de resina. Pressionar e segurar: Assegurar o alinhamento correto dos componentes de silicone e de resina, pressionando-os firmemente para restabelecer a ligação. Cura: Deixar o adesivo curar completamente de acordo com as instruções do fabricante.

Fratura da placa de resina

A fratura da placa de resina pode ser reparada esmerilando uma calha de 3-4 mm de largura ao longo do local da fratura e utilizando resina acrílica autopolimerizável ou resina de cura à luz visível para preencher a lacuna. O procedimento de reparação da delaminação é seguido se também houver separação da placa de resina da borracha de silicone.

Manutenção dos tecidos moles à volta da prótese

A saúde dos tecidos moles peri-implantares é fundamental para o sucesso a longo prazo das próteses ancoradas no osso. Tjellstrom, Gitto e Nishimura et al. reconheceram uma elevada taxa de sucesso para estas

mas nenhum doente foi capaz de manter um nível consistente de saúde dos tecidos moles durante períodos prolongados.

Classificação da saúde dos tecidos moles peri-implantares:

Os seguintes critérios são utilizados para avaliar a condição do tecido mole peri-implantar:

- **Grau 0:** Sem irritação (tecido saudável).
- **Grau 1:** Ligeira vermelhidão (irritação ligeira).
- **Grau 2:** Tecido vermelho e húmido (irritação moderada).
- **Grau 3:** Tecido de granulação, vermelho e húmido (irritação avançada, possivelmente um sinal de infeção ou inflamação).
- **Grau 4:** Infeção (inflamação ou infeção grave, que requer atenção imediata).

Medidas preventivas e de manutenção:

Para minimizar as complicações dos tecidos moles, é essencial ter cuidados diários em casa. Os doentes devem efetuar uma limpeza e manutenção regulares em torno da área do pilar para reduzir a irritação. Além disso,

As visitas de acompanhamento devem reforçar as práticas de higiene adequadas e monitorizar o estado dos tecidos moles.

Diretrizes para a colocação de implantes e saúde dos tecidos moles:

Tjellstrom e colegas recomendaram várias diretrizes para ajudar a manter a saúde dos tecidos moles peri-implantares:

1) **Colocação do implante em zonas sem pêlos:** Isto ajuda a evitar a irritação dos folículos pilosos à volta do local do implante.
2) **Tecido mole fino e fixo:** O tecido no local da penetração deve ser fino e bem fixo para evitar irritação e movimento à volta do pilar, o que poderia comprometer a cicatrização.

Intervenção para resposta cutânea adversa persistente:

Se um paciente apresentar reacções cutâneas adversas graves e persistentes durante as consultas de acompanhamento, poderá ser necessário efetuar um enxerto de tecido mole pós-protético. Este procedimento pode ajudar a gerir e a melhorar a condição do tecido mole à volta dos implantes, garantindo o sucesso e o conforto a longo prazo para o paciente.

Falha do implante

A falha de um implante é a complicação mais grave nas próteses faciais ancoradas no osso, e a sua ocorrência requer uma gestão cuidadosa para assegurar o melhor resultado possível para o doente.

Monitorização e cura:

Quando um implante falha, a cicatrização do local deve ser monitorizada de perto, normalmente numa base semanal, até se confirmar o encerramento normal da ferida. Este passo é especialmente importante para os doentes que foram submetidos a radioterapia, uma vez que a radiação pode afetar significativamente a cicatrização e a estabilidade do implante.

Modificação da prótese em caso de falha do implante:

Se ocorrer uma falha do implante, particularmente quando vários implantes são perdidos, o mecanismo de retenção pode ter de ser modificado com base no número de implantes restantes. Por exemplo: Se for utilizado um sistema de barra-clipe e a perda de implantes resultar num suporte inadequado para a barra, podem ser utilizados ímanes individuais ou encaixes esféricos ou de pinos para proporcionar a retenção necessária.

Nos casos em que uma prótese auricular ancorada no osso tem de ser convertida numa prótese retida por adesivo, a placa de resina com os seus elementos retentivos deve ser cuidadosamente removida e substituída por um novo mecanismo de retenção que se baseie no adesivo e não nos implantes.

O papel do doente e da equipa de tratamento:

O sucesso das próteses faciais ancoradas no osso melhorou significativamente a reabilitação craniofacial, oferecendo aos pacientes maior conforto, retenção e estética. No entanto, a manutenção da saúde dos implantes, do local de penetração e da prótese é uma responsabilidade conjunta entre o paciente e a equipa de tratamento. A equipa tem de assegurar cuidados adequados e resolver complicações prontamente, enquanto o paciente tem de aderir a práticas rigorosas de higiene e manutenção para preservar os implantes e a integridade da prótese.

Gestão do acompanhamento:

O acompanhamento regular é crucial para monitorizar o estado da prótese, assegurar a saúde dos implantes e dos tecidos moles circundantes e resolver quaisquer problemas que possam surgir com o sistema de retenção. Esta abordagem proactiva ajuda a garantir uma experiência protética bem sucedida e sustentável para o paciente.

Higiene

A limpeza da prótese é consideravelmente mais fácil em comparação com as próteses adesivas, uma vez que não existem complicações decorrentes dos adesivos. No entanto, as principais preocupações de higiene com as próteses faciais ancoradas no osso centram-se nos pilares e nas subestruturas que requerem cuidados regulares.

Factores de manutenção da higiene:

Acesso: O doente deve poder aceder à área à volta dos pilares e da subestrutura. Idealmente, esta área deve estar, pelo menos, 1,5 mm acima do tecido circundante para permitir uma limpeza fácil.

Visualização: A capacidade de ver claramente a área do pilar é crucial para uma manutenção correta da higiene.

Motivação do paciente: A limpeza regular é essencial, e o empenho do doente no processo desempenha um papel significativo no sucesso da manutenção da saúde dos implantes e dos tecidos moles.

Ferramentas e técnicas de limpeza:

Espelhos e cotonetes: Estas ferramentas podem ser extremamente úteis para os doentes quando efectuam a limpeza diária. O doente pode utilizar um espelho para visualizar melhor a área e cotonetes para remover suavemente os detritos.

Peróxido de hidrogénio: As crostas das secreções sebáceas que se acumulam à volta dos pilares podem ser removidas eficazmente com um cotonete embebido numa solução de peróxido de hidrogénio a 50%. Isto ajuda a quebrar e a limpar os resíduos da interface do pilar. A manutenção das próteses maxilofaciais é um aspeto crucial para garantir a sua longevidade, funcionalidade e atrativo estético. A limpeza regular, o armazenamento adequado e as avaliações profissionais periódicas são essenciais para prevenir complicações como infecções, desgaste e desconforto. Além disso, a educação do paciente sobre as rotinas de cuidados diários desempenha um papel significativo no prolongamento da vida útil da prótese. A colaboração entre protésicos, pacientes e prestadores de cuidados é vital para alcançar resultados óptimos e melhorar a qualidade de vida dos indivíduos com defeitos maxilofaciais. Em última análise, uma prótese bem conservada não só melhora a aparência física, como também contribui para o bem-estar emocional e social geral do doente

BIBLIOGRAFIA

1. **CHENG .C. ANSGAR, MORRISON DAVID, CHO .S. RONY.** Matriz formada a vácuo como guia para o fabrico de próteses auriculares retidas por barras de tecido de implantes craniofaciais. J. Prosthet Dent 1998; 79:6:711-714.
2. **GALE .A. MARIE.** Combinação de próteses maxilofaciais intra-orais e extra-orais retidas por implantes osseointegrados colocados em osso previamente irradiado: Um relatório clínico. J. Prosthet. Dent. 1990; 64: 4: 403-405.
3. **GARY J.J, DONOVAN .M.** Retention designs for bone anchored facial prostheses. J Prosthet Dent. 1993; 70: 4: 329-332.
4. **JENSEN .T. OLE, BROWND CARL, BLACKER JONATHAN.** Próteses nasofaciais suportadas por implantes osseointegrados. Int. J. Oral Maxillofac Implants. 1992; 7:2:203-211.
5. **JOHN .W. CARTNEY.** Prótese auricular implanto-suportada osseointegrada e retida magneticamente: um relatório clínico. J. Prosthet Dent. 1991; 66: 6-9.
6. **JOHN. F. WOLFAARDT, PHILIP et al.** Uma técnica de impressão e construção de molde para prótese auricular retida por implante. J. Prosthet. Dent. 1996; 75: 45-49.
7. **LEMON .C. JAMES, CHAMBERS. S. MARK.** Fixação retentiva de bloqueio para um implante - prótese auricular retida. J. Prosthet. Dent 2002; 87:3: 336-338.
8. **MATSUURA MITSUHIRO, OHNO KOHSUKE, MICHI KEN-ICHI.** Estudo clínico-anatómico dos ossos craniofaciais utilizados para implantes cranio-maxilofaciais. Int. J. Oral Maxillofac. Implants. 2002; 17:1:121-122.
9. **NISHIMURA .D. RUSSELL, ROUMANAS ELENI, MOY .K. PETER.** Implantes osseointegrados e defeitos orbitais: Experiência da U.C.L.A. J. Prosthet Dent. 1998; 79: 3: 304-309.
10. **NISHIMURA .D. RUSSELL, ROUMANASELENI, SUGAI TOSHIRO et al.** Próteses auriculares e implantes osseointegrados : Experiência da UCLA. J. Prosthet Dent. 1995; 73: 6: 553-8.
11. **NISHIMURA. D.RUSSELL, ROUMANAS ELENI, MOY.K. PETER et al.** Defeitos nasais e implantes osseointegrados: Experiência da UCLA. J. Prosthet Dent 1996; 76: 6: 597-602.

12. **PAREL .M. STEPHEN, BRANEMARK. P-I, TJELLSTROM ANDERS et al.** Osseointegração em próteses maxilofaciais. Parte II: Aplicações extra-orais. J. Prosthet. Dent 1986; 55:5: 600-606.
13. **PAREL. M. STEPHEN, TJELLSTROM ANDERS.** A experiência dos Estados Unidos e da Suécia com osteointegração e próteses faciais. Int. J. Oral Maxillofac implants 1991; 6:1: 75-79.
14. **RUBENSTEIN .E. JEFFREY,** Attachments used for implant - supported facial prostheses : A survey of United States, Canadian, and Swedish Centers. J. Prosthet Dent. 1995; 73:262-6.
15. **SELOS. R. RICHARD, CORTES L. AQUILEO, PAREL. M. STEPHEN** . Fabricação de próteses faciais aplicando o conceito de osseointegração para retenção J. Prosthet. Dent. 1989; 61:6: 712-716.
16. **TOLMAN .E. DAN, TAYLOR. F. PETER.** Estudo de Prótese Craniofacial Ancorada em Osso. Int. J. Oral Maxillofac implants. 1996; 11: 2: 159-168.
17. **TOLMAN DANE, DESJARDINS. P RONALD.** Aplicação extra-oral de implantes osseointegrados. J Oral Maxillofac Surg. 1991; 49: 33-45.
18. **VALLEDEL VICTOR, WOLFAARDT JOHN, KUANG-HANGTAN.** Avaliação mecânica do sistema de retenção de osseointegração craniofacial. Int. J. Oral. Maxillofac Implants. 1995; 10:4:491-498.
19. **WANG RUSSELL.** Confirmação pré-cirúrgica da localização dos implantes craniofaciais em crianças que necessitam de próteses auriculares retidas por implantes. J. Prosthet. Dent. 1999; 81: 4: 492-495.
20. **WATSON M. ROGER, FORMAN. H. GEOFFREY, MOSS .P. JAMES.** Considerações sobre o planeamento do tratamento de próteses auriculares suportadas por implantes. Int. J. Oral Maxilofac Implants. 1993; 8: 6: 688-694.
21. **WOLFAARDT F. JOHN, WILKES. H. GORDON, PAREL M. STEPHEN et al.** Osseointegração craniofacial: The candadian Experience. Int. J. Oral Maxillofac. Implants 1995; 8: 2:197-204.

REFERÊNCIAS RECOMENDADAS E LEITURAS COMPLEMENTARES

1. Integração do Osseo e reabilitação oclusal - Sumiya Hobo.
2. Integração do Osseo na reconstrução craniofacial - Per Ingvar Branemark.
3. Próteses maxilo-faciais vol. 4 - William. R. Laney.
4. Implantologia dentária e maxilo-facial. - John. A Hobkirk e Roger. M. Watson.
5. Contemporary implant dentistry, 2nd ed. - Carl. E. Misch.
6. Prótese maxilo-facial - Chalian.
7. Implantes endósseos para a reconstrução maxilo-facial - Block - Kent.
8. O sistema Branemark de reconstrução oral por Richard. A. Rasmussen.
9. Cirurgia oral e maxilofacial, Vol. 7 - Fonseca.

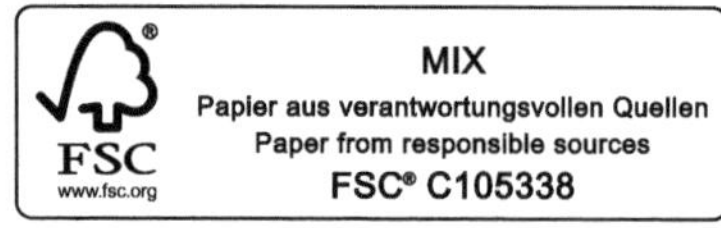

Printed by Books on Demand GmbH, Norderstedt / Germany